Mi bebé y yo

Una guía esencial para el embarazo

DISCARD

Tercera edición

Segunda impresión, mayo de 1999

Escrito por Deborah D. Stewart

Ilustraciones de Christine Thomas

Publicado por The Willapa Bay Company
1994, 1998

Traducción al español
de Ricardo Perugorría y Ana Consuelo Matiella
de Matiella, Naegelin & Associates

Este material de educación sobre la salud ha recibido la revisión favorable de la Fundación de la Academia Americana de Médicos Familiares

A mi hija Christine,
que me inspiró a crear este libro
y
en memoria de mis padres,
Philip y Ann Davis,
quienes de muchas maneras me alentaron.

El material en este libro es sólo para información general, y no intenta dar consejos o recomendaciones específicas para ninguna persona. Debe consultarse a un médico u otro profesional de salud para recibir consejo con respecto a una situación individual.

Publicado por

Bull Publishing Company

P.O. Box 208

Palo Alto, California 94302

1-800-676-2855

Tercera edición, Segunda impresión, mayo de 1999

Texto en inglés: © Copyright 1997
    by Bull Publishing Company

Texto en español: © Copyright 1998
    by Bull Publishing Company

Ilustraciones: © Copyright 1997, 1998
    by Christine Thomas

ISBN Number: 0-923521-59-3

Catálogo de la Biblioteca del Congreso: 94-061286

Gracias...

Primeramente a mi amado esposo, Don Stewart, sin cuya imaginación, aliento y paciencia, este libro nunca hubiera visto la luz.

En segundo lugar, al resto de mi familia, Philip Davis, Mary Ellen Davis, Christine Richards y Alex, que, en su propio estilo, me apoyaron constantemente y creyeron en la importancia de este esfuerzo.

En tercer lugar, a mis colegas más cercanos, Linda Ungerleider, RN, MSN, ACCE; Steffie Goodman, MSN, CNM; y Louise Roumagoux, MSN, MPH, por las invalorables horas compartiendo y corrigiendo, especialmente para esta edición revisada.

A Christine Thomas, que puso más que la inspiración de su arte en este proyecto; a Kimberly Beba y Chung Ho Lee; y a los muchos profesionales y amigos que contribuyeron con su apoyo, ideas, comentarios y estímulo durante el proceso de escribir este libro.

También a los profesionales que leyeron la traducción al español para asegurar que el vocabulario usado sea entendido por el diverso público de habla hispana.

Solina Kasten Marquis, FACCE, Dallas, Texas

Nancy Magaña, MS, RD, CD, Consultora de Nutrición, Yakima Farmworkers' Clinic, Yakima, Washington

Peter Rabinowitz, MD, Médico Familiar, Stamford, Connecticut

Aida N. Ramos, LPN, AA y Carlos Arroyo, New York, NY

A los muchos profesionales médicos y de seguros de salud, cuyos comentarios a la versión en inglés de *Mi bebé y yo* contribuyeron a mejorar este libro. Estos son sus nombres:

Tercera edición:

Marsha Frank AAI, Administradora de Cuentas, Acordia/Pettit Morry, Seattle, Washington;

Karma Metzgar, Especialista en Nutrición, Life's Walk Community Coalition, St. Francis Hospital & Health Services, Maryville, Missouri;

Sheila Phelan, RN, Humana Health Care Plans, Chicago, Illinois;

Lorna Seiler, RN, C, Administradora de Programa, MPower, ParaNatal Care of America, Edina, Minnesota;

Colina M. Stanton, RD, LD, Nutricionista de Salud Pública, Central District Health, Valley County Office, McCall, Idaho;

M. Pamela Thompson, RN, BSN, Allied Health Certification, Coordinador de Educación Familiar, Departamento de Enfermería Obstétrica, Massachussetts General Hospital, Boston, Massachussets;

Donna Ugan, RN, BS, Director de manejo de casos, Gateway Health Management Services, Cleveland, Ohio;

Susan Wolcott, RN, BSN, CCM, Administradora de manejo de casos, Health Cost Consultants, Vienna, Virginia;

y...

Los de la primera edición:

Richard S. Beamer, Vicepresidente, Sedgewick Noble & Lowndes, Seattle, Washington

Jerome Beekman, M.D., Jefe de Equipo, Group Health Cooperative de Puget Sound, Seattle, Washington

Steffie Goodman, M.S.N., Partera licenciada, Durango, Colorado

Arlene Erickson, Welfare Pension Administration, Seattle, Washington

Jeanne Fertado, Consultora, Godwins, Boone & Dickenson, Seattle, Washington

Michael Fleck, Presidente, Pacific Health, Seattle, Washington

Mary Jo Kraning, RN, Administradora (1983-1990) del Northwest Hospital Childbirth Center, Seattle, Washington

Greg McBride, CCDC III, NCAC II, Consejero de Salud Mental, Bellevue, Washington

K.C. McGowan, Director Ejecutivo/Consultor, Vitality Northwest, Edmonds, Washington

Diane McReynolds, Editora, *Personal Best*, Edmonds, Washington

Barbara J. Morrett, Vicepresidente, Administración de Salud, First Choice Network, Seattle, Washington

Jackie Oswald, Benefits Administration, Seattle, Washington

John Peterson, MD, Seattle Heart Clinic, Seattle, Washington

David Pratt, MD, Hershey Foods Corporation, Hershey, Pennsylvania

Sandra Randels, MSN, Coordinadora del Programa del Síndrome de Alcoholismo Fetal, Departamento de Salud del Estado de Washington

Mark Robinson, Presidente, Wellness Solutions, Carrollton, Texas

Laurie Rosen-Ritt, M.Ed. Educadora y consejera de personas con problemas auditivos en Planned Parenthood, Seattle, Washington

Annemarie Shelness, Consultora de Seguridad para Niños Transportados en Vehículos, Sherman, Connecticut

Lynne Shepard, Supervisora residencial, Escuela para Sordos Jericho Hills, Vancouver, British Columbia, Canadá

Karl Singer, M.D., Médico Familiar, Exeter Family Medicine Associates, Exeter, New Hampshire

Stephanie Tombrello, MSW, Executive Director, SafetyBeltSafe U.S.A., Los Angeles, California,

William Trabold, Vicepresidente, Fortis Benefits, Seattle, Washington

Linda Salsman Ungerleider, RN, MSN, ACCE, Profesora Auxiliar de Enfermería, North Park College, Illinois

James Weyand, MD, Obstétrico, Group Health Cooperative de Puget Sound, Seattle, Washington

Mark D. Widome, MD, Profesor de Pediatría, Universidad del Estado de Pennsylvania, Hershey, Pennsylvania

Dos mujeres jóvenes de Vancouver, British Columbia. Una, no puede oír; la otra, está aprendiendo inglés como segundo idioma.

Quiero también expresar mi gratitud a Healthy Mothers Healthy Babies Coalition del Estado de Washington por el apoyo que me dieron para escribir un libro anterior sobre cuidado prenatal e infantil.

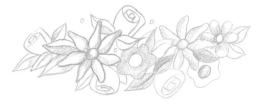

Un mensaje mío para ti...

Yo sé cuánto pueden afectar a un niño los hábitos de salud de los padres. Hace 26 años, mi hija, ahora una mujer joven y fuerte, nació en forma prematura. Mi esposo, nuestras familias y yo nos preocupamos mucho durante el largo tiempo que estuvo internada en el hospital. Teníamos miedo de que pudiera llegar a tener problemas de salud por el resto de su vida. Si yo hubiera sabido entonces muchas de las cosas que sé hoy, tal vez ella no hubiera nacido tan prematuramente.

He escrito este libro para informarte sobre puntos básicos para mantenerte en buena salud durante el embarazo. El libro te ayudará a aprender sobre el embarazo, el nacimiento y sobre cómo cuidar al nuevo bebé. Te ayudará a saber qué preguntas debes hacer para aprender todavía más.

El libro también te ayudará a disfrutar de este tiempo especial de tu vida. Tu cuerpo está haciendo un trabajo maravilloso. Tiene el poder de hacer crecer y de proteger a la nueva vida dentro de ti. Si escribes lo que pasó durante tu embarazo, podrás tener muchos buenos recuerdos en el futuro. Guarda este libro para recordar este tiempo después de que tu bebé haya crecido.

Espero que *Mi bebé & yo* te estimule a que hagas todo lo que puedas por tu niño. Uno de los mejores regalos que una madre o un padre puede darle a un hijo es buena salud. Cuidarte a ti misma y a tu bebé es una gran tarea. Mereces mucha ayuda, para que tu tarea sea más fácil.

Elegí escribir el libro en la forma familiar. Mi intención no es faltarte el respeto, sino expresar mi cariño e inspirarte confianza.

¡Mis mejores deseos para ti y tu bebé!

Deborah Davis Stewart
Seattle, Washington
Enero de 1999

Contenido

Capítulos y Temas   **Página**

Cómo usar este libro

Si ya estás embarazada, o estás planeando tener pronto un bebé...

El cuidado de ti misma es lo más importante que puedes hacer para tener un bebé feliz y saludable. Este libro te puede ayudar. También puede ayudar para que el papá del bebé entienda lo que está pasando contigo. Dale el libro para que lo lea.

- **Los tres primeros capítulos** tienen información básica sobre cómo cuidarte a ti misma y a tu bebé en el vientre.

- **Los capítulos 4, 5 y 6** te llevan por el embarazo, mes por mes.

- **El capítulo 7** habla sobre el nacimiento del bebé.

- **El capítulo 8** te ayuda a cuidar al bebé recién nacido.

- **Las "Páginas lilas"** son como las páginas amarillas del directorio telefónico. Contienen una lista de organizaciones, servicios, y libros que pueden ayudarte durante este tiempo. Hay una lista de palabras importantes para que entiendas mejor el embarazo y el nacimiento. El índice te va a ayudar a encontrar lo que quieres saber en este libro.

¡Este es un libro donde puedes escribir todo lo que se te ocurra! Escribe cómo te sientes, o las cosas que quieres preguntarle al médico, a la enfermera o a la partera en el próximo examen. Tienes páginas especiales para que anotes la primera vez que sentiste al bebé patear, o cuándo sentiste su corazón latir. Ya disfrutarás después volviendo a leer esas páginas y recordando este tiempo tan especial.

Ahora es un buen momento para leer el libro de una vez. Guárdalo donde lo puedas encontrar fácilmente. Espero que lo uses muchas veces.

Costumbres y tradiciones diferentes

Los consejos y comidas que sugiero en este libro pueden ser diferentes a las costumbres de tu familia, o a lo que se acostumbra hacer en el país donde naciste. Pudiera ser que no se permitan ciertas comidas durante el embarazo, o que no se acostumbre comer comidas frías con las calientes. Tal vez no se acostumbre que el padre asista al parto. Y así pueden ser muchas otras costumbres o tradiciones diferentes.

Hay muchos caminos diferentes a la buena salud. Las ideas de este libro pueden ser buenas para ti y tu bebé. **Si haces cosas de una manera diferente, habla con el doctor, la partera o la enfermera.**

Palabras especiales

Siguiendo la costumbre de los países hispanos, cuando digo "el bebé" me refiero a una niña o un niño. Siempre diré "el médico", aunque hay muchas médicas en la profesión. Diré "enfermera" y "partera" aunque a veces nos encontramos con hombres en esas profesiones.

Para referirme a médicos, enfermeras parteras, o enfermeras, en algunos lugares he usado las palabras "profesional de salud" o "profesional médico."

He tratado de usar pocas palabras médicas. Tú tal vez deseas aprender las palabras médicas que veas en este libro, porque tal vez el médico o la enfermera-partera las usen. La primera vez que esas palabras aparecen estarán marcadas con un (*). Eso te indica que busques al costado de la página lo que esa palabra quiere decir. También hay definiciones para esas palabras en la sección "Palabras Importantes" al final del libro.

> *Nota: Este libro no debe ser la única guía para tu tratamiento y el de tu bebé durante el embarazo. El doctor o enfermera-partera que te atiendan han sido entrenados para ayudarte a atender tus necesidades especiales.*

Recuerdos de mi embarazo

Esta página es para que escribas tus recuerdos durante el embarazo.

*En la página **125** podrás anotar lo que pasó en el parto.*

La fecha cuando supe que estaba embarazada.

_____

¿Qué estaba haciendo ese día?

_____

_____

¿Qué sobrenombre le puse al bebé antes de que naciera?

_____

La fecha cuando oí por primera vez latir el corazón de mi bebé.

_____

¿Qué sentí en ese momento?

_____

_____

La fecha cuando mi bebé tuvo el primer hipo. _____

¿Cómo te pareció?_____

_____

Fecha de la primer patada de mi bebé. _____

¿Día o noche?_____

¿Cómo te pareció?_____

_____

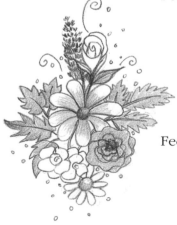

Fecha de las primeras contracciones. _____

¿Cómo te parecieron?_____

_____

_____

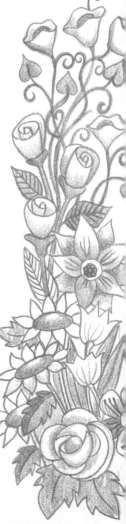

Capítulo 1

Preparándote para un embarazo

¿Estás teniendo relaciones sexuales?

¿Estás planeando tener un bebé?

¿Crees que puedes estar embarazada?

¿Estás ya esperando?

Muchas veces las mujeres quedan embarazadas cuando no están planeando tener un bebé. Nunca es demasiado temprano para que tu cuerpo sea un lugar sano para tu bebé.

El mejor momento para saber si tu cuerpo está listo es antes de quedar embarazada. Pero, si ya estás embarazada, empieza ahora mismo. De esta manera tu bebé tendrá un lugar seguro y sano para crecer.

Muchos bebés nacen sanos, pero algunos nacen con problemas. Algunos de esos problemas empiezan antes de que la mujer sepa que está embarazada. Otros problemas ocurren cuando el bebé está creciendo. También tu salud puede ser afectada por el embarazo.

Algunos problemas se pueden prevenir. Muchos otros problemas se pueden hacer menos serios. Prevenir un problema es mejor que tratar de corregirlo. Un problema que muchas veces se puede evitar es un parto prematuro, cuando un bebé nace antes de tiempo.

Lo que tú haces ahora es importante para tu salud y la de tu bebé.

Lo que cada futura madre debe saber

Haz planes para tener un bebé cuando estés lista para cuidarle. Tú y tu bebé tendrán una vida mejor si tú estás en buena salud, feliz, y puedes afrontar lo que cuesta criar un niño.

Tu edad es importante. Muchas adolescentes embarazadas tienen dificultades con su salud, con el dinero, y la educación. Algunas mujeres que quedan embarazadas después de los 40 años de edad pueden tener otros problemas. Sus bebés pueden estar en mayor riesgo de tener defectos. Habla con tu profesional médico si te preocupa tu edad.

Cualquiera sea tu edad, tú debes preparar tu cuerpo para que sea un lugar saludable para el bebé que va a crecer en él. **Las cosas más importantes que puedes hacer antes y durante el embarazo son:**

- **Llevar una vida saludable y terminar con malos hábitos.** (En la página 14 y en el capítulo 2 encontrarás más detalles.)

- **Aprender sobre el embarazo**, el nacimiento y sobre lo que significa ser madre o padre. Usa este libro. Haz preguntas sobre todo lo que no entiendas.

- **Recibir atención médica.** Si no estás embarazada, soluciona cualquier problema de salud antes de tratar de quedar embarazada. En cuanto sepas que estás esperando un bebé, empieza inmediatamente con las citas prenatales. Y no te olvides de cumplir con el consejo del médico.

- **Compartir tus alegrías y tus preocupaciones** con tu esposo o compañero, con tu familia y tus amistades.

Tus hábitos, tu salud y también cómo ha sido la salud de tu familia pueden afectar al bebé. En la siguiente página encontrarás algunas de las cosas que podrían causar problemas.

Importante: el pago de la atención médica.
Averigua cómo se pagará la atención prenatal. Habla con tu compañía de seguros, o con la clínica. ¿Cuánto será pagado por tu compañía de seguros? ¿Cuánto tendrás que pagar tú?

¿Cómo está tu salud?

Esta es una lista de cosas que podrían causar problemas durante el embarazo. También podrían hacer que el bebé nazca antes de tiempo. Si sabes esto desde ahora, puedes hacer todo lo posible para mantenerte sana tú y tu bebé.

Marca cada línea que sea verdad para ti.

Sí (✔)

____Pocas veces como frutas o vegetales tres veces al día.

____Pienso que estoy muy gorda o muy delgada y me pongo a dieta seguido.

____Fumo cigarrillos.

____Bebo más de un vaso de cerveza, vino, o licor por semana.

____Uso muchas medicinas.

____Uso drogas.

____En mi trabajo, estoy expuesta a rayos X, químicos peligrosos o plomo.

____Tengo diabetes, convulsiones o alta presión de la sangre.

____Tengo o he tenido infecciones en la vagina que fueron difíciles de curar.

____He tenido una ETS* como herpes, clamidia, gonorrea, sífilis o VIH/SIDA.

*ETS: Enfermedad transmitida sexualmente. Una enfermedad pasada de una persona a otra cuando tienen relaciones sexuales.

____Tengo menos de 18 o más de 34 años.

____Tuve problemas durante un embarazo o tuve un bebé que al nacer pesó menos de 5 libras y media (menos de 2 kilos y medio).

____He tenido un aborto espontáneo (mal parto).

____Alguien de mi familia tuvo un defecto serio de nacimiento o problemas durante el embarazo.

____Alguien de mi familia tiene una enfermedad que se pasa de padres a hijos, como fibrosis cística, hemofilia, o anemia de células falciformes.

Habla con el médico o la partera sobre los puntos que has marcado. Aprende cómo podrían afectar a tu bebé. Muchas cosas se pueden corregir o dejar de hacer. Lo que puedes hacer es muy importante. **¡Lo que tú hagas puede hacer una gran diferencia!**

Hábitos saludables antes del embarazo

Muchos embarazos son una sorpresa. Si tú estás teniendo relaciones sexuales, podrías quedar embarazada. Por eso es tan importante cambiar tus hábitos ahora.

Partes importantes del cuerpo de tu bebé comienzan a crecer enseguida después de la concepción*. Cualquier cosa que dañe al pequeño embrión* puede ser un problema serio, aun antes de que sepas que estás embarazada. Por esta razón, **asegúrate de que tu cuerpo está sano antes de quedar embarazada.**

*Concepción:
El comienzo del crecimiento de un bebé, cuando el óvulo de la madre se une con la esperma del padre.

*Embrión:
En las primeras 8 semanas después de la concepción, así se le llama al bebé no nacido. Después se le llama feto.

Pasos a seguir

✔ **Controla problemas de salud que tengas**. Ciertas condiciones como la diabetes y la alta presión de la sangre pueden afectar el embarazo.

✔ **Deja de usar alcohol, tabaco y drogas ilegales.** Cada vez que fumas, bebes alcohol o usas drogas tu bebé recibe también una dosis. Si tienes problemas para dejar, pide ayuda. ¡Podrás hacerlo!

✔ **Pregúntale al profesional de salud que te atiende qué efectos pueden tener cualquier tipo de medicinas en un bebé sin nacer.** Muchas medicinas que se usan para catarros, dolores de cabeza o para perder peso, pueden hacer daño. Incluso algunas medicinas recetadas por el médico pueden afectar al bebé.

✔ **Lleva tu peso a un nivel sano.** Si eres muy delgada, el bebé podría nacer prematuro. Si tienes mucho peso, tu salud y la del bebé podrían estar en peligro. Un dietista te puede ayudar.

✔ **Toma una píldora de vitamina cada día y come alimentos saludables.** Cada mujer necesita tener suficiente folato cada día. (Lee la página siguiente.) Tu cuerpo necesita mucha leche, frutas, vegetales, granos enteros y agua. Ahora es cuando debes aprender hábitos de alimentación saludables. (Lee las páginas 34 a 40.)

✔ **Habla con tu pareja** sobre tu deseo de tener un bebé. Asegúrate de tener su apoyo antes de quedar embarazada.

Protege el frágil cuerpo de tu bebé

El cerebro y la médula espinal* son las partes más importantes del sistema nervioso de una persona. Controlan la habilidad de moverse y poder pensar. Comienzan a crecer en las primeras semanas de vida. Son muy frágiles y es fácil dañarlas sin intención.

Tú puedes ayudar a prevenir problemas del cerebro y la médula espinal. **Debe hacer estas cosas antes de salir embarazada.**

Evita alcohol, cigarrillos y otras drogas

La cerveza, el vino y los licores afectan el crecimiento del cerebro de un bebé. El alcohol es la causa principal del retardo mental. Incluso una sola copa puede causar daño. Si no bebes alcohol, tú puedes evitar este daño.

Fumar cigarrillos hace más lento el crecimiento de un bebé antes de que nazca. También pueden causar nacimientos prematuros*. Otras drogas pueden también causar adicción, nacimientos prematuros o problemas mentales. ¡Proteger a tu bebé es una buena razón para dejar de fumar o usar otras drogas! (Lee las páginas 29 a 33.)

Ingiere suficiente folate cada día

El folato o ácido fólico ayuda a prevenir defectos serios del cerebro y la espina bífida*. Cada mujer que pudiera quedar embarazada debería consumir por lo menos 4 miligramos de folato cada día.

El folato se puede obtener de muchos alimentos. Algunos ejemplos son los vegetales de hojas verde oscuro, brócoli, jugo de naranja, algunos cereales secos, frijoles e hígado. Es difícil obtener suficiente folato de los alimentos. Por eso **es importante tomar una píldora de vitaminas cada día antes de quedar embarazada.** Pregúntale a tu profesional de salud cuál es el mejor tipo de vitamina.

Si tú has tenido un bebé que nació con espina bífida o sin cerebro, habla con tu profesional de salud. Posiblemente debes tomar más folato antes de volver a quedar embarazada.

*Médula espinal: El nervio principal que lleva mensajes de los sentidos y movimientos entre el cerebro y el cuerpo. La médula va por dentro de la columna vertebral.

*Nacimiento prematuro: Nacimiento antes de lo esperado, antes de las 37 semanas. El bebé es usualmente pequeño y tiene que quedarse en el hospital después del nacimiento. Muchos bebés nacidos muy temprano tienen otros problemas de salud.

*Espina bífida: Un defecto muy serio de la columna vertebral. Frecuentemente no permite que la persona pueda caminar.

Cómo mantener un registro de tus períodos

Antes de quedar embarazada, es una buena idea que mantengas un registro de tus períodos menstruales*. En el libro llamaremos "período" a lo que también se le llama regla o menstruación.

Debes saber en qué día comenzó tu período y cuánto duró cada ciclo*. Esto te ayudará a darte cuenta si tu próximo período se atrasó. Además, esta información te ayudará a saber cuándo será el parto.

En el cuadro que sigue, escribe cuándo comenzó cada período. También cuenta y escribe la cantidad de días de cada ciclo. Así podrás saber cuándo esperar el próximo período.

Cuadro de Períodos Menstruales

1. Fecha cuando el período comenzó: _____
    día, mes

2. El siguiente período comenzó: _____
    día, mes

    Duración de tu ciclo (número de días desde que comenzó tu último período) _____

3. El siguiente período (regla) comenzó: _____
    día, mes

    Duración de tu ciclo _____

4. El siguiente período comenzó: _____
    día, mes

    Duración de tu ciclo _____

5. El siguiente período (regla) comenzó: _____
    día, mes

    Duración de tu ciclo _____

¿Cómo puedo saber si estoy embarazada?

Estas son algunas de las primeras señales del embarazo:

- Retraso del período menstrual.
- Cansancio.
- Pechos hinchados y sensibles.
- Mareos.

Si tienes dos o tres de estas señales, podrías estar embarazada. Si el período se retrasó por más de dos semanas, ve a que te hagan un análisis de embarazo. **Durante este tiempo cuídate como si estuvieras embarazada.** Ese es el primer paso para mantenerte en buena salud durante el embarazo.

Si el análisis de embarazo resultó positivo, es tiempo de que te hagan un examen físico. Debes de hacer una cita con un doctor, una partera o una clínica.

¿Dónde puedo hacerme el análisis de embarazo?

En la farmacia puedes comprar un paquete para hacerte un análisis de embarazo en casa. O también puedes ir a un doctor o una clínica. Algunas clínicas como Planned Parenthood pueden ofrecer análisis de embarazo gratis.

El análisis en casa puede hacerse en cuanto se retrasó el período.

Si el análisis en casa muestra que **no** estás embarazada, espérate una semana o dos. Si el período no viene, haz un segundo análisis. Haz una cita con el médico para saber por qué se retrasó tu período. Si no estás embarazada, esto podría indicar otros problemas de salud.

Estoy embarazada...¿y ahora qué?

Durante este tiempo, es posible que te sientas animada y asustada al mismo tiempo. Muchas mujeres sienten una mezcla de diferentes emociones, y también tienen muchas preguntas:

¿Cómo cambiará mi vida después de tener mi bebé?

¿Será sano mi bebé?

¿Cómo será el nacimiento?

¿Sabré ser una buena madre?

No vas a recibir enseguida las respuestas a todas estas preguntas. **Pero lo que sí puedes hacer es comenzar a vivir de una forma saludable.**

Lee los capítulos 2, 3 y 4. Te van a ayudar desde el principio. El capítulo 4 te explicará más sobre los primeros meses del embarazo. En la página 10 encontrarás una sección para apuntar tus recuerdos. Al final del libro, las páginas lilas te darán ideas sobre lugares en tu comunidad donde puedes recibir ayuda, y una lista de otros libros para leer.

¡Cada bebé es especial!

Si este es tu primer bebé, estás comenzando una nueva aventura: ser madre. Si ya tienes otros niños, ya sabes que cada bebé es especial, y que cada embarazo es diferente.

Hay posibilidades de que tengas gemelos (cuates), o tal vez más que dos bebés. Esto está pasando más y más cada vez. En este libro hablaremos mayormente de un solo bebé, porque la mayoría de las mujeres tienen solamente un bebé a la vez.

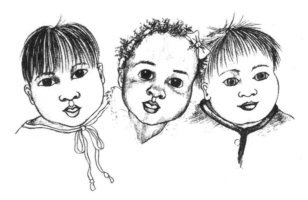

¿Qué me está pasando?

Tu cuerpo está comenzando a cambiar de muchas maneras. Tal vez, en los primeros dos meses no te va a crecer el abdomen. Pero es probable que desde el principio te sientas diferente. Estas señales son normales:

- No te ha venido el período. ¡Para cuando te das cuenta de que el período se retrasó, ya tienes dos semanas de embarazo!
- Tus pechos tal vez se han hinchado y te duelen al tocarlos.
- Te puedes sentir más cansada que lo normal.
- Puedes sentir que necesitas orinar más seguido.
- Puedes sentir mareos o ascos, o tal vez vomitar la comida.
- Puedes perder algo de peso.
- Tu humor cambia rápidamente. En un momento puedes sentirte a punto de llorar, y muy feliz un minuto después.

¿Cómo te sientes al pensar en tener un bebé?

✔ *Marca todo lo que sientas, o escribe lo que piensas:*

_____ Es maravilloso.

_____ Se siente extraño.

_____ Todavía no lo puedo creer.

_____ No me siento preparada para tener un bebé.

Tengo un poco de miedo de _____

_____

_____

Me preocupa _____

_____

_____

_____

¿Cuándo nacerá mi bebé?

A partir de la fecha en que te vino el último período, le toma a tu bebé unas 40 semanas para completar su crecimiento.

Puedes calcular de la siguiente manera cuándo va a nacer el bebé: A partir del día que tuviste el último período, cuentas 9 meses y 7 días. Eso da como resultado el día aproximado cuando nacerá el bebé.

O también:

1. Mes y día del último período: _____ _____

    mes   *día*

2. Más siete días: + 7 días

3. Más 9 meses: + 9 meses

4. El bebé debe nacer: _____ _____

    mes   *día*

Puede ser que no sepas exactamente cuándo comenzó el último período. Al examinarte, el doctor o la partera pueden decirte la fecha aproximada del nacimiento tomando en cuenta estos datos:

- El tamaño de tu útero.*
- El resultado de un ultrasonido.*
- La fecha cuando se escucha por primera vez el corazón del bebé.
- La fecha cuando lo sientes moverse por primera vez.

*Utero:
La parte del cuerpo de la mujer donde crece el bebé. También se le llama la **matriz.**

*Ultrasonido:
Procedimiento que muestra en una pantalla de televisión cómo va creciendo el bebé. También se le llama "sonograma."

Tu bebé puede nacer antes . . . o después

La mayoría de los bebés nacen entre dos semanas antes y dos semanas después de la fecha fijada. Mejor que estés preparada unas semanas antes de la fecha, en caso de que tu bebé se adelante.

Tu cuerpo es el único que sabe cuándo llegará el bebé. Tú puedes tener una idea, pero ni el médico ni la partera pueden decirlo con total seguridad.

Si eres soltera...

No tienes que pasar este tiempo sola. Tener a tu lado **buenas amistades y familiares puede ser un magnífico apoyo durante el embarazo y el parto.** Búscate una o dos personas que den atención a tus sentimientos. Tómate tiempo para elegir a un compañero o compañera que quiera estar contigo durante el parto.

Si eres una adolescente...

Ahora te encuentras con grandes cambios en tu vida. Tendrás que tomar decisiones serias y hacer nuevos planes.

Es muy importante que lo antes posible te hagas un análisis de embarazo y que empieces a recibir atención prenatal. Necesitarás saber dónde puedes recibir atención médica. Tal vez quieras hablar con alguien de confianza sobre cómo te sientes. Puedes hablar con:

- Tus padres.
- La enfermera o un consejero en la escuela.
- Un médico o enfermera que conozcas, o alguien en una clínica de la comunidad.
- Si vas a alguna iglesia, alguna persona allí que te inspire confianza.

Si no estás segura que estás lista para ser madre...

Habla con un profesional de confianza sobre las opciones que tienes. Cualquiera sea tu decisión, asegúrate de que te ocupas bien de tu salud ahora mismo.

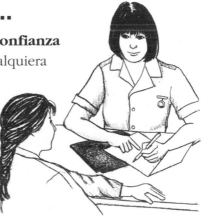

Para el padre:
¡Este es también tu embarazo!

Comparte estas páginas con el padre del bebé. Anímalo a leer el libro entero a medida que tu embarazo avanza. Habrá otras páginas con notas especiales para los padres.

Tú, como futuro padre, tienes un papel especial. Este es también tu embarazo. Tu esposa o compañera y tu hijo que todavía no ha nacido, necesitan tu ayuda.

Darles apoyo a la madre y al bebé es lo más importante que puedes hacer. Una manera de ayudar a la madre de tu bebé es aprender sobre el embarazo. Otra manera es ayudándola a practicar hábitos saludables.

Tal vez no aprendiste mucho de tu propio padre lo que significa ser padre. Aprender más te puede ayudar a vencer muchos miedos. Empieza con este libro. Te va a dar la información básica sobre el embarazo, el parto y cómo ser padre.

Después del nacimiento, tú puedes hacer por el bebé tanto como la madre . . . con la excepción de dar el pecho. Toma tu turno en las tareas diarias de cuidar al bebé. Tenerle en brazos, ayudarle a eructar o cambiarle los pañales harán que tú y el bebé se sientan muy cerca. Desde el principio, tú eres una parte muy importante en el mundo de tu bebé.

Frecuentemente, el futuro padre se pregunta:

- ¿Me han dejado fuera del asunto?
- ¿Por qué está mi pareja de mal humor? ¿Está enojada conmigo?
- ¿Podremos disfrutar del sexo durante el resto del embarazo . . . y después?
- ¿Podré estar en la sala de partos sin desmayarme?
- ¿Seré un buen padre?

Si algo te preocupa, díselo a tu pareja. Sólo con hablar, ya puedes tener respuesta a algunas de tus preguntas. Además, de esta manera cada uno sabrá lo que el otro piensa.

También podrías querer hablar con el médico o la enfermera-partera. Amigos que ya han sido padres pueden contarte lo que ellos han aprendido.

Maneras en que un padre puede participar

Aquí tienes algunas cosas que puedes hacer en los primeros meses de vida de tu bebé.

- **Aprende tanto como puedas sobre el embarazo y sobre ser padre.**
- Anima a la mamá del bebé a comer alimentos saludables. Procura tú hacer también lo mismo.
- **Ayúdala a evitar el tabaco, el alcohol o cualquier otro tipo de drogas.** Encuentren otras cosas para hacer. Hagan planes para visitar a amigos, escuchen música suave, o llévala de picnic.
- Acompáñala cuando va a las visitas prenatales.
- **Acompáñala cuando va a las clases prenatales** que la preparan para el parto. Aprenderás lo que debes esperar y cómo ayudar durante el nacimiento.
- Salgan los dos a caminar, y haz los ejercicios junto con ella.
- Ayuda en las tareas de la casa, como cocinar, limpiar o lavar la ropa.
- No hagas bromas ni critiques el cuerpo de tu compañera durante su embarazo. Muchas mujeres se preocupan que se ven mal embarazadas. Acuérdate que el aumento de peso es para la salud del bebé.
- **Dile cómo te sientes con la idea de ser padre.** Es importante que ella vea tu entusiasmo y preocupación. Pon atención a sus sentimientos, y dale un abrazo extra si ella no se siente feliz.
- En los últimos meses, pon tu mano en su abdomen. Podrás sentir a tu bebé creciendo y moviéndose dentro de ella.
- **Háblale a tu bebé.** Meses antes de nacer, los bebés pueden escuchar voces. Tu bebé aprenderá a reconocer tu voz.

Importante: el humo del tabaco puede dañar a los bebés antes de nacer.

Si fumas, hazlo afuera, lejos de la madre del bebé. ¡Este sería un buen momento para que dejes de fumar!

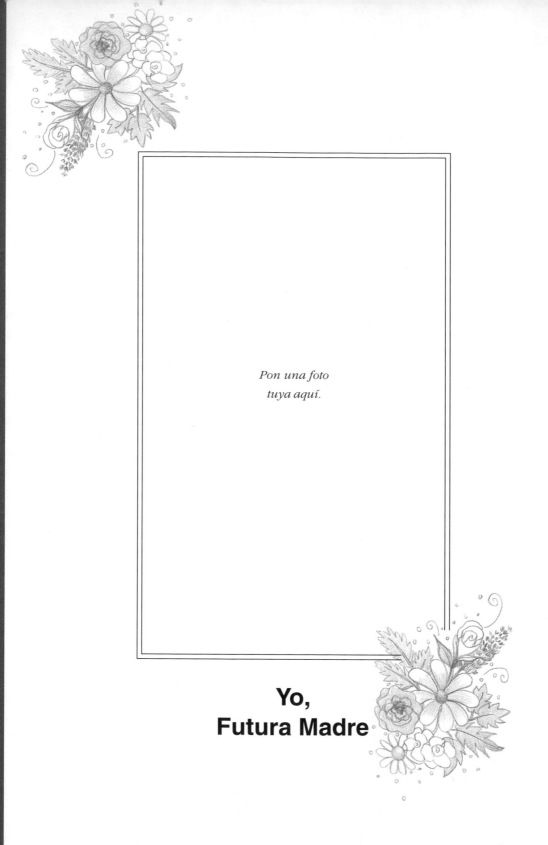

*Pon una foto
tuya aquí.*

Yo,
Futura Madre

Capítulo 2

Cómo mantenerte en buena salud

Las cosas más importantes que puedes hacer para mantener tu buena salud y la del bebé que se está desarrollando dentro de tu cuerpo:

Hábitos Saludables

1. No faltes a los exámenes médicos.

2. No uses alcohol, cigarrillos o drogas.

3. Aliméntate con comidas sanas.

4. Durante las relaciones sexuales, protégete contra enfermedades.

5. Ponte el cinturón de seguridad cada vez que viajes en auto.

6. Haz ejercicio con frecuencia.

7. Aprende a relajarte y a aceptar tus sentimientos.

Estos hábitos sanos son buenos para cualquiera, hombre o mujer, joven o anciano. Si los empiezas cuando estás embarazada, tendrás mejor salud después.

En este capítulo vas a ver cómo algunos hábitos pueden dañar a tu bebé. La manera en que el bebé crece y cambia se llama "desarrollo."

Si me siento bien, ¿para qué necesito exámenes prenatales?

"Cuidado prenatal" es la atención médica durante el embarazo. En los exámenes prenatales el doctor o la enfermera-partera vigilan cómo tú y el bebé están cambiando.

Si tu salud es buena, sólo tendrás que volver una vez al mes. En los dos meses antes del nacimiento, los exámenes serán más frecuentes.

El doctor o la partera revisará:
- El desarrollo, el latido del corazón y el movimiento del bebé.
- Cómo te sientes y cómo tu cuerpo está cambiando.
- Cuánto aumentas de peso y qué estás comiendo.
- La presión de la sangre* y la orina para ver si hay problemas médicos. También harán otros exámenes.
- Problemas que tal vez no pienses que sean serios, como la alta presión de la sangre.
- Pequeños problemas que te hacen sentir mal, o que te incomodan.

*Presión de la sangre:
La fuerza con que el corazón bombea la sangre en las venas del cuerpo. Si la presión es alta, significa que el corazón está trabajando demasiado.

Lo más probable es que no tengas problemas serios. **Pero el tratamiento es más fácil si el problema se encuentra al principio del embarazo.** El profesional que te atienda se va a ocupar de ti y del bebé antes, durante y después del nacimiento con el objeto de aligerar cualquier problema.

Una de las cosas más importantes para prevenir es el parto prematuro. Un bebé que nace antes de tiempo puede tener muchos problemas serios de salud. Hay cosas que tú puedes hacer para reducir la posibilidad de parto prematuro, tales como ingerir alimentos nutritivos y no fumar. Tu profesional de salud va a hacer todo lo que pueda para ayudarte. Apréndete las señales del parto prematuro. (Mira en la página 86.)

¡El médico o la partera quieren que les hagas preguntas! **El mejor momento es cuando vayas para el examen.** Cuando estés leyendo el libro, encontrarás páginas donde puedes escribir las cosas que quieras preguntar. ¡No seas tímida! Pregunta lo que se te venga a la mente.

En el capítulo 3 verás más ideas sobre visitas al médico, o sobre cómo encontrar a un médico o una enfermera-partera.

Te presento a tu bebé

Estos dibujos de tamaño real muestran el crecimiento de un bebé dentro de la matriz en los primeros 4 meses. ¡Puedes ver qué rápido crece tu bebé! Ya desde los primeros meses se ven bien formadas las partes principales de su cuerpecito. Es por eso que debes cuidarte durante este tiempo.

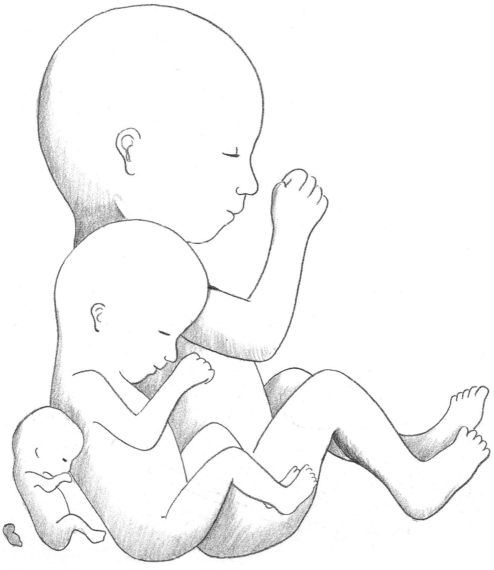

Un
mes   *Dos*
meses   *Tres*
meses   *Cuatro*
meses

¿Tengo hábitos sanos?

Los buenos hábitos pueden ayudar al bebé. Los hábitos malos pueden dañarlo. Al marcar en la lista que sigue, verás cuáles hábitos sanos tienes. ¡Por la salud del bebé, es muy importante que digas la verdad! Toma una pluma y marca "sí" para lo que haces, y "no" para lo que no haces:

Sí No Hábitos sanos

❏ ❏ Cada día como 5 o más porciones de frutas y vegetales.

❏ ❏ Bebo cada día por lo menos 8 vasos de agua y otros líquidos.

❏ ❏ He dejado de fumar.

❏ ❏ No bebo cerveza, vino, licores, o mezclas de alcohol con jugo de frutas (como las "margaritas").

❏ ❏ No tomo drogas, excepto las medicinas que me recetó el doctor.

❏ ❏ Duermo 7 u 8 horas cada noche.

❏ ❏ Hago 30 minutos de ejercicio por lo menos tres veces a la semana.

❏ ❏ Cada día tomo un poco de tiempo para relajarme.

❏ ❏ Hablo con otras personas de confianza sobre mis preocupaciones y temores.

¿Respondiste "no" a alguna de las preguntas? Es muy importante que cambies esas cosas durante el embarazo. Escribe en estas líneas los hábitos que quieres cambiar.

¡Nadie es perfecto, pero tú estás comenzando bien!

_____

_____

_____

Puedes necesitar ayuda para lograr esos cambios. Será bueno que hables con un doctor, enfermera, partera, o con una persona de tu confianza.

Medicinas y otras drogas que causan daño

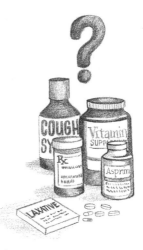

Casi cada cosa que comes, bebes o respiras, afecta al bebé. El bebé necesita comida sana y aire limpio, y los recibe a través de tu cuerpo.

Muchas veces ingieres drogas* sin estar consciente de que pueden dañar a tu bebé. ¿Cuántas veces tomas una aspirina o una cucharada de jarabe para la tos? ¿Cuánto tiempo hace que tomaste una taza de café o estuviste sentada en una sala llena de humo?

Si estás embarazada, cada una de esas cosas puede causar daño a tu bebé. Recuerda que el bebé que está creciendo dentro de ti es mucho más pequeño que tú. Incluso una muy pequeña cantidad de drogas puede causarle daño.

Antes de tomar cualquier medicina, ya sea píldoras u otras medicinas recetadas, pregúntale al médico. **También pregunta sobre aspirinas, vitaminas, laxantes, y otras medicinas que se compran sin receta.**

*Drogas: Químicas que cambian la forma como tu cuerpo siente o funciona. Estas incluyen bebidas alcohólicas, cigarros, café y otras bebidas con cafeína, medicinas con y sin receta, así como drogas ilegales.

Dejando los malos hábitos

El alcohol, el tabaco y la mayoría de las drogas ilegales pueden afectar tu salud y la del bebé. Además, muchas de esas cosas se pueden convertir en un hábito que no se puede dejar. Si eso te pasa a ti, este es el momento para pedir ayuda.

Habla con el médico sobre cualquier droga que estés usando. Dile todo. Los médicos saben dónde puedes recibir tratamiento.

¿Cómo daña el alcohol a los bebés?

Por supuesto que ninguna madre trataría de dañar a su bebé antes de nacer. Si embargo, si bebes cerveza, vino o "margaritas" o licores, el alcohol pasará de tu sangre al cuerpo de tu bebé. Si tú usas drogas o te emborrachas, lo mismo le pasa al bebé.

El alcohol puede dañar el cerebro del bebé antes de que nazca. También afecta el crecimiento del bebé y puede causar otros problemas. Los niños que han sido dañados por el alcohol antes de nacer, pueden tener problemas para aprender, problemas de conducta y otros problemas de salud. A esto se le llama síndrome de alcoholismo fetal*.

Síndrome de alcoholismo fetal: Severos problemas de salud y desarrollo de un niño que fue dañado por el alcohol antes de nacer. También puede haber retardo mental y defectos de nacimiento. Llamado tambien SAF.

Se puede causar un daño serio cuando el bebé está empezando a crecer dentro de la matriz. **Si tú piensas que puedes estar embarazada, es importante que dejes de tomar.** El alcohol puede afectar el desarrollo de tu bebé durante el embarazo. También puede dañar a un bebé recién nacido que toma el pecho.

Nadie sabe cuánto una mujer puede beber sin problemas, así que lo mejor es no beber nada. Incluso un poco de alcohol podría dañar a un bebé. Tú no necesitas ser alcohólica para tener un bebé afectado por el alcohol.

¿Lo sabías?

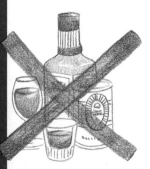

- La sangre de una mujer absorbe más alcohol de una bebida de lo que absorbe la sangre de un hombre. La misma cantidad de bebida puede afectarte a ti más que a un hombre.

- **Un bote de cerveza, un vaso de vino, una botella de "wine cooler" y una copa de licor contienen la misma cantidad de alcohol.**

- Los "coolers", las "margaritas" y otras bebidas mezcladas pueden saber como sodas. Pero frecuentemente tienen mucho alcohol.

- El síndrome de alcoholismo fetal es el tipo de retardo mental que mejor se puede prevenir.

¿Es difícil dejar de beber?

Si tú bebes alcohol, y no puedes dejar de tomar, vas a necesitar ayuda. Habla con tu familia sobre tu deseo de dejar de tomar. El médico o la enfermera-partera te puede ayudar a conseguir a un consejero. **Aunque te sea difícil dejar, será lo mejor tanto para ti como para tu bebé.** Estos consejos pueden hacer más fácil dejar:

- No vayas a lugares donde hay gente bebiendo alcohol.
- Si otras personas de tu familia beben, diles que tú estás tratando de no tomar. Pídeles que te acompañen en otra cosa, como hacer ejercicio o la preparación de una buena cena.
- Si te dan ganas de beber cuando estás sola, trata de hacer alguna otra cosa. Visita a una amiga que no beba, sal a caminar o a ver una película.

¡Este tiempo tan importante en tu vida es también la mejor época para dejar de beber!

¡Beber y manejar puede hacer daño también!

Tanto tú como tu bebé pueden hacerse daño si manejas cuando has tomado alcohol. También puede ser peligroso si tú vas con una persona que ha tomado y está manejando. Si tú te lastimas, tu bebé puede ser lastimado también.

Si el que maneja ha estado tomando, tú y tu bebé estarán más seguros si haces esto:

- Maneja por ti misma.
- Toma un taxi para ir a casa.
- Pídele a alguien que no ha tomado que te lleve.
- Quédate donde estás.
- **No te olvides de ajustarte el cinturón de seguridad cada vez que vayas en un auto.**

¿Cómo afecta el cigarrillo a los bebés?

Tu bebé necesita el oxígeno que hay en el aire puro. Este oxígeno pasa de tu sangre a su cuerpo. Cada vez que fumas un cigarrillo, el monóxido de carbono* y la nicotina entran en tu sangre. La sangre lleva esas sustancias a tu bebé. La nicotina hace que su corazón lata más rápido. El monóxido de carbono reemplaza al oxígeno en su sangre.

Muchas veces, los bebés de mujeres que fuman nacen más pequeños que otros bebés porque reciben menos oxígeno. Después del nacimiento, esto puede provocar problemas también. Estos niños pueden tener más resfriados, enfermedades del pulmón, y dolores de oído que otros niños. Algunos pueden tener problemas para aprender en la escuela.

Fumar puede también provocarte un malparto*. También puede hacer que tu bebé nazca prematuramente.

*Monóxido de carbono: Un gas venenoso que resulta de quemar tabaco u otros materiales.

*Malparto, o aborto espontáneo: La pérdida de un bebé muy temprano para sobrevivir fuera de la matriz. La mayoría de los malpartos ocurren en las 10 primeras semanas del embarazo.

Cuando otras personas fuman

Respirar el humo de cigarrillos que otras personas fuman también afecta tu salud. **También afecta a tu bebé y le puede causar daño.** Si tus amistades fuman, pídeles que no fumen dentro de tu casa. Tampoco vayas a lugares donde hay mucho humo.

Cafeína en café, té y sodas

El café, té y las sodas de cola tienen cafeína. **Cuando el café te pone nerviosa, lo mismo le pasa a tu bebé.** Más de una taza de café por día podría hacer que perdieras al bebé. La cafeína también limita las vitaminas y minerales que una mujer recibe de los alimentos. Si te gustan estas bebidas, toma muy poco.

Muchas medicinas para el catarro, píldoras de dieta y píldoras para dolores de cabeza contienen grandes cantidades de cafeína. También las sodas como Coca Cola, Pepsi, Mountain Dew y Doctor Pepper contienen cafeína. Es mejor que las uses con moderación.

Las drogas ilegales y los bebés

Las drogas ilegales como cocaína, heroína, PCP y otras, son muy peligrosas para los bebés antes de nacer. Cuando una mujer embarazada se droga, su bebé también se droga. **A ti te pueden hacer sentir bien por un tiempo corto, pero al bebé le puede causar daño para toda la vida.**

Aún si usas estas drogas nada más de vez en cuando, puede dañar al bebé. **Si eres adicta a las drogas, busca ayuda ahora mismo.** ¡Tal vez no sea fácil, pero tener un bebé sano vale la pena!

Los efectos de la cocaína y el crack

La cocaína o crack puede causar:

- Un malparto.
- Severas pérdidas de sangre en los últimos meses del embarazo.
- Parto prematuro* y problemas serios después del nacimiento.
- El bebé puede nacer adicto y tener que pasar por los sufrimientos que causa la privación de drogas.
- Un niño que tiene problemas para aprender o para comportarse como los otros niños.

*Parto prematuro: Cuando el bebé nace antes de las 37 semanas del embarazo. Los bebés prematuros pueden tener más problemas de salud que los bebés nacidos después de la semana 38.

Marijuana

El fumar marijuana puede provocar nacimientos prematuros y todos los problemas que causan. También puede haber otros riesgos desconocidos. Muchas veces, antes de vender la marijuana se le agregan otras drogas.

Cuanto más pronto dejes de fumar, beber o tomar drogas, tanto mejor.

Buena alimentación para ti y tu bebé

Los alimentos nutritivos hacen tu cuerpo más fuerte. También hacen que el cerebro y el cuerpo de tu bebé se desarrollen bien.

Para comer bien tienes que planear. Tal vez tengas que cambiar algunos de tus hábitos de alimentación. ¿Cómo puedes saber si las comidas que te gustan son saludables? Sigue estos sencillos consejos:

- Piensa en los alimentos que comes. ¿Son nutritivos? Come más de las comidas nutritivas y menos de las otras.
- Prueba un nuevo alimento cada semana.
- Antes de ir a la tienda, haz una lista de los alimentos sanos que quieres comer. Asegúrate de que compras algunos de ellos cada vez que vas de compras.
- Come algunos alimentos que no son tus favoritos. Hazlo por tu bebé. Verás cómo te empiezan a gustar.

Siete nutrientes que tu cuerpo necesita

*Órganos:
Partes internas del cuerpo, como el corazón, el cerebro, el estómago, el hígado, la matriz.

*Células:
Los billones de pequeñas partículas que forman nuestro cuerpo. Hay muchos tipos diferentes de células. Cada tipo hace un trabajo especial para hacer funcionar el cuerpo.

1. **Proteínas**--para el crecimiento de los músculos, órganos* y células*.
2. **Carbohidratos**--para energía.
3. **Grasas**--para energía y crecimiento de las células.
4. **Vitaminas**--para que los órganos, músculos, nervios y otras partes del cuerpo trabajen bien.
5. **Minerales**--para el crecimiento de los huesos, dientes, sangre y otros órganos.
6. **Fibra**----para digerir mejor las comidas y prevenir ciertas enfermedades.
7. **Agua**--para el trabajo normal de todo el cuerpo. Todas las células del cuerpo contienen mucha agua.

Algunos alimentos tienen grandes cantidades de estos nutrientes. Es mejor comerlos cada día. ¿Cuáles son? Los encontrarás en la página siguiente.

Las comidas más sanas

Estos son algunos de los alimentos con mayor valor nutritivo. Lo mejor es comer una gran variedad de alimentos. Fíjate el número de porciones diarias.

✓**Panes y cereales** (6 porciones o más cada día)

Tortillas de maíz, arroz, pasta, pan de trigo entero, galletas de centeno (rye crackers), tallarines o fideos, cereales cocidos o secos. Es preferible usar arroz entero y pan de trigo entero porque son más nutritivos que el pan blanco, el arroz blanco o los fideos.

✓**Frutas** (2-4 porciones) **y vegetales** (3-5 porciones)

Naranjas, papayas, melones, ciruelas pasas, brócoli, calabaza, papas, tomates, espinaca, "collard greens", y bok choy. Los vegetales y frutas amarillo brillante, anaranjados o verde oscuro son los mejores. Los productos frescos o congelados son mejores que los enlatados.

✓**Leche y productos lácteos** (3-4 porciones para mujeres embarazadas)

Leche, queso duro, requesón, yogur. La leche parcial o totalmente descremada es mejor que la leche entera. Si la leche te hace mal, busca en la página 40 otros alimentos que contienen calcio.

✓**Carne y frijoles** (2-3 porciones)

Pescado, pollo, carne de res o de puerco, huevos, lentejas, maníes/cacahuates, garbanzos, habichuelas, frijoles.

✓**Agua y otros líquidos** (8 vasos grandes)

El agua natural es lo mejor. Puedes incluir un poco de jugo, caldo, o leche. El café, té, o sodas regulares o de dieta no cuentan.

Estos alimentos son los mejores para todo tipo de personas. Mucha gente no bebe suficiente agua ni come suficientes granos, frutas y vegetales. Este es un buen momento para cambiar tus hábitos de alimentación. Muchas personas consumen demasiado grasa y azúcar.

¿Cómo debo comer cada día?

Muy poco — Grasas y dulces

Carnes y frijoles,
nueces, pescado,
aves, huevos

Algo de estos — Leche, queso
y yogur

**Mucho
de estos** — Frutas y
vegetales

Panes y
cereales

La pirámide de alimentos

Los alimentos de la base son la parte más importante de una dieta
sana. Come mucho de ellos. Come menos de los alimentos más cerca de
la punta de arriba de la pirámide. Come tan poco como puedas de los
que están en la punta porque tienen poco valor nutritivo.

¿Cuánto es una porción?

Lo que a una persona le puede parecer un poco de comida, a otra le puede parecer una gran cantidad. Trata de medir los alimentos para saber cuánto es una porción. Lee también las etiquetas en los paquetes. Por ejemplo:

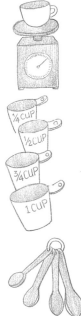

Una porción de fruta es: una naranja mediana, 1/2 taza de puré de manzana, 3/4 taza de jugo.

Una porción de verduras es: una taza de lechuga cruda, 1/2 taza de calabaza, 3/4 taza de jugo vegetal.

Una porción de panes y cereales es: 1 tortilla, 1 rebanada de pan, 1/2 taza de arroz, 1 onza (entre media taza y una taza) de cereal seco.

Una porción de carnes y frijoles es: 2 o 3 onzas de carne, pollo o pescado (el tamaño de una baraja de naipes), 2 huevos, 1 taza de frijoles o lentejas.

Una porción de productos lácteos: 1 taza de leche o yogur, una onza y media de queso cheddar, 2 tazas de requesón.

Extras: una cucharada de margarina, ketchup, jalea o aderezo de ensalada.

Come muchas comidas diferentes

Come mucha variedad de comidas en el día, y diferentes comidas de un día al otro. Si siempre comes lo mismo, no vas a recibir suficientes cantidades de los nutrientes que necesitas.

Frecuentemente, un platillo te puede dar una porción de diferentes tipos de alimentos:

- Pasta con salsa de tomate y carne, cubierta con queso rallado.
- Un burrito de frijoles con una tortilla de harina, frijoles refritos, queso, lechuga, tomate y salsa.
- Una cazuela de pollo, brócoli, cebollas y zanahorias servidas con arroz.

Importante: WIC.

El **Programa para Mujeres, Infantes y Niños**, llamado WIC, es un servicio excelente. Muchas mujeres embarazadas lo usan para alimentos nutritivos e información prenatal y sobre cuidado de niños. Llama al departamento de salud en tu comunidad para recibir mayor información.

Consume mucho calcio

Cuando estás embarazada necesitas consumir mucho calcio. El calcio fortalece los huesos y los dientes de tu bebé. Tambien ayuda a mantener fuertes tus huesos.

La leche tiene más calcio que muchos otros alimentos. Pero a muchos adultos la leche les da gas, retorcijones y diarrea*. A esto se le llama "intolerancia a la lactosa." Es muy común entre africano-americanos, hispanos y nativo-americanos. **Si la leche te hace mal, díselo a tu médico o enfermera partera.**

Si tienes intolerancia a la lactosa, tal vez puedes digerir* algunos alimentos derivados de la leche. Prueba yogur con cultivos vivos o quesos duros como el cheddar o el queso suizo. Puede ser que también te resulte más fácil digerir leche de baja lactosa o también flan o pudín hechos con leche de baja lactosa. Tu profesional de salud puede sugerir "lactaid" o píldoras de calcio.

Estos alimentos también te pueden dar mucho calcio:

✔chirivías, kale, repollo, rabanitos, bok choy, nabos y brócoli; también jugo de naranja con agregado de calcio

✔salmón o sardinas en lata, con espinas o huesos

✔tofú hecho con "sulfato de calcio" (Lee la etiqueta.)

✔tortillas de maíz hechas con lima; frijoles

✔melaza, semillas de sésamo y cacahuates/maníes

*Diarrea: Excremento que viene más frecuente que lo normal. También puede ser suave y aguado.

*Digerir, digestión: El cambio de los alimentos a las sustancias que tu cuerpo puede usar. Esto se hace en la boca, el estómago y los intestinos.

¡Asegúrate de tener suficiente folato!

El folato ácido fólico ayuda a que tu bebé sea sano. (Lee la página 15.) Cada día del embarazo deberías tener por lo menos .4 miligramos. Esa es la cantidad en la mayoría de las píldoras de vitaminas prenatales. También puedes tener algo de folato comiendo alimentos como vegetales de hojas oscuras, jugo de naranja y cereales secos. Es muy difícil comer suficiente folato, por eso lo mejor es tomar una píldora de vitamina cada día.

Otras sugerencias sobre alimentos

- **Si eres menor de 18 años, necesitas proteínas extra y alimentos con calcio,** como el queso y la leche. Esto es porque tu propio cuerpo todavía está creciendo. Estos alimentos fortifican tus huesos y músculos, al mismo tiempo que el cuerpo del bebé.

- **Las píldoras de vitaminas y minerales no reemplazan a los alimentos saludables.** Los alimentos pueden tener otros nutrientes importantes, como la fibra. Tal vez tu médico o la enfermera partera quieran que tomes ciertas vitaminas o minerales, como calcio o hierro.

- **Tomar demasiado de algunas vitaminas** puede causar problemas en tu embarazo. La vitamina A es una de esas. Sólo toma la cantidad de píldoras de vitaminas que te aconseja tu profesional de salud.

- **La carne, las aves, los pescados, los huevos o los mariscos crudos o no bien cocidos** pueden tener pequeños organismos*. Estos podrían hacer que tú o el bebé en tu matriz se enfermen seriamente. Cocina bien esos alimentos para matar todos los organismos. También lava bien tus manos después de tocar alimentos crudos. Lava también la tabla de cortar.

  *Organismos: Bacterias, virus o parásitos. Mueren cuando se cocinan bien los alimentos.

- **Evita comer demasiados alimentos salados.** A menos que tengas ciertos problemas en el embarazo, tú puedes salar tu comida a tu gusto. Pero algunos productos como papitas fritas, pepinos encurtidos y alimentos envasados tienen cantidades muy grandes de sal. Mira en la etiqueta para ver la cantidad de sodio (sodium) que contienen. Incluso algunas cosas que no saben saladas contienen sal.

- **Comer cosas que no son alimentos, como tierra, arcilla o almidón pueden ser peligrosas cuando estás embarazada.** A algunas mujeres embarazadas les gusta comer cosas que no son alimentos. Si sientes esa tentación, dile al médico o la enfermera partera.

  Estas cosas no te darán la nutrición que necesitas. Si las comes, tu bebé tal vez no tenga suficiente de los alimentos que necesita para desarrollarse bien. Y también pueden causarte a ti otros problemas de salud.

Comidas sanas para toda la vida

Este es un buen momento para empezar a usar menos grasas. Eso va a ayudar a que tú y tu familia tengan mejor salud.

Ingerir menos grasas ayuda al corazón. Esto es lo que puedes hacer:

- Come menos cosas fritas.
- Usa menos aceite y cremas para aderezar las ensaladas.
- Pon menos margarina o mantequilla en el pan.
- Si haces tortillas, usa aceites vegetales.

Las grasas saturadas son las más peligrosas para el corazón. Los alimentos que tienen menos de esas grasas son:

- Leche y yogur descremados, requesón (son mejores que los productos lácteos que contienen crema)
- Margarina (en lugar de mantequilla)
- Aceites para cocinar como el de oliva, maíz, soya, o canola (son mejores que la manteca de puerco o el aceite de coco)
- Pescado, pollo o pavo (es mejor que la carne de res)

Cuidado cuando sales a comer

Las comidas de restaurante muchas veces están cargadas de grasas y no tienen los alimentos nutritivos que tu bebé necesita. Si sales con frecuencia a comer, elige los lugares y menús que más te convengan. Por ejemplo:

- Comidas que no sean picantes o grasosas
- Bar de ensaladas
- Pide que se sirva el aderezo de ensaladas aparte, para poder controlar la cantidad que vas a usar
- Platillos de pescado o pollo asados o al horno, en vez de fritos o cubiertos con salsas espesas

Sexo con protección

La ventaja de estar embarazada es que no hay que preocuparse con métodos de control de la natalidad. Pero sigue siendo importante que te protejas contra las enfermedades transmitidas sexualmente, o ETS. **Las ETS son enfermedades que pasan de una persona a otra durante el acto sexual.** Estas enfermedades pueden ser herpes, hepatitis B, clamidia, sífilis, gonorrea o SIDA.

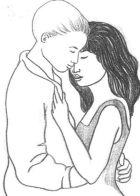

Cualquiera de estas enfermedades puede causar daño tanto a ti como a tu bebé. Pueden causar muchos problemas, tales como serias infecciones en los ojos, defectos de nacimiento o enfermedades fatales.

La mayoría de las ETS se pueden curar. **Si estás en tratamiento por una de esas enfermedades, tu pareja también debe recibir el tratamiento. De lo contrario te podrías enfermar otra vez.**

En el primer examen, el doctor o la partera hará análisis para detectar algunas de estas enfermedades. Si crees que tienes una ETS, díselo al médico.

La mayoría de las ETS se pueden curar, y tu bebé puede nacer sano.

El SIDA es la más seria de las ETS porque todavía no tiene cura. Con tratamiento, se puede impedir que pase de la madre al bebé en la matriz.

Mejor es prevenir que curar

Para tu salud, es mejor no tener una ETS que tener que curar una. Hay tres maneras de evitar las ETS:

1. Tener el mismo compañero sexual fiel por muchos años.

2. No tener relaciones sexuales.

3. Usar un preservativo o condón con un espermicida* especial, cada vez que tengas relaciones sexuales. Esta manera no es tan segura como las otras dos.

*Espermicida: Una crema o jalea que se usa con el condón para matar gérmenes y la esperma.

Cinturón de seguridad para los dos

Viajar en carro parece seguro, pero manejar a la tienda o al centro comercial puede ser la parte más peligrosa del día. Es el mayor peligro para ti y el bebé dentro de tu matriz.

Los choques de auto son la causa más común de muertes o heridas en personas jóvenes. **Si te lastimas mientras vas en un auto, camioneta o camión, también tu bebé se puede lastimar.**

Si lo usas correctamente, el cinturón de seguridad te puede dar buena protección.

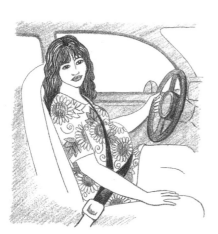

Asegura tu protección y la de tu bebé. Usa los dos cinturones, el de los hombros y el de la cintura.

- **Usa los dos cinturones, el de la cintura y el de los hombros.** El cinturón de los hombros te protege la cabeza para que no se golpee contra el parabrisas o el tablero.

- **Pasa el cinturón de la cintura por debajo de tu estómago, tocando tus muslos, y ajústalo.** El cinturón de los hombros tiene que ajustar sobre el hombro y cruzar el pecho (ver la figura).

- **Si tu auto tiene una bolsa de aire, ésta trabaja junto con el cinturón de seguridad** para proteger tu cabeza y pecho si tienes un choque de frente. La bolsa de aire es un almohadón de seguridad dentro del volante o el tablero. Si el auto choca de frente, la bolsa se infla en un momento. El cinturón de seguridad te mantiene firme si el auto se voltea o si el choque es por detrás o por el costado.

La bolsa de aire trabaja mejor si te sientas lo más lejos posible del volante o del tablero. Echa el asiento para atrás. Esto le da espacio suficiente a la bolsa para inflarse.

Importante: el asiento de auto para el bebé.

Después de que nazca el bebé, va a necesitar un asiento especial de seguridad. (Ver la página 91.)

¿Por qué debo hacer ejercicio?

Hay muchas razones para hacer ejercicio regularmente. Algunas de ellas son:

✔Relaja tu mente al mismo tiempo que los músculos. Te puede ayudar a dormir mejor.

✔Ayuda a la digestión.

✔Previene o hace menos fuertes los dolores de espalda.

✔Ayuda a la circulación de la sangre. De esta manera tus piernas no se hincharán. Puede ayudar a prevenir várices* y hemorroides*.

✔Puede aliviar enfermedades al fortalecer el sistema de inmunidad.

Cómo hacer ejercicio durante el embarazo

• **Para recibir verdadero beneficio, haz ejercicio con frecuencia, tres o cuatro veces por semana. (Ver página 78 y 79.)**

• Debes decirle al médico o a la enfermera-partera qué tipo de ejercicio estás haciendo o quieres comenzar.

• Si antes de quedar embarazada ya hacías ejercicio, puedes seguir haciéndolo con moderación. Algunos ejercicios como "high impact aerobics" y otros deportes donde se toma mucho riesgo, son peligrosos. Si no has estado haciendo ejercicio, prueba cosas fáciles como nadar o caminar.

• No te acalores. Para de hacer ejercicio si te sientes mareada. Haz ejercicio cuando no haga mucho calor.

• Bebe mucha agua antes y después.

• **Caminar es uno de los mejores ejercicios.** Es además uno de los más fáciles, y no cuesta nada. Lo único que necesitas es un par de zapatos deportivos con suela acolchonada. Camina por media hora a la vez. Empieza despacio, y luego camina rápido como para sudar un poco.

*Várices: (venas varicosas) Venas hinchadas y azuladas en las piernas y la ingle.

*Hemorroides: Venas hinchadas en el ano.

Las *várices* y las *hemorroides* son causadas por problemas con la circulación de la sangre. Pueden causar dolor o picazón, y frecuentemente comienzan durante el embarazo.

Cómo relajarse y aliviar la tensión

Tus sentimientos y pensamientos pueden afectar a tu cuerpo. Será más fácil mantener buena salud si aprendes a relajarte. La relajación puede ayudar a que te sientas mejor cuando estás enferma. Disfrutar las pequeñas cosas de la vida nos ayuda a hacer más fáciles los momentos difíciles.

Hay momentos en que el embarazo no es algo agradable. Puedes tener dolores y otras incomodidades. Cambiar tus hábitos, como fumar o beber alcohol, te puede hacer sentir mal. El embarazo puede agregar tensiones a tu familia o a tu trabajo.

Algunas cosas pueden causar gusto y miedo al mismo tiempo, como cuando piensas sobre lo que significa criar a tu bebé. Otras cosas te pueden dar alegría. Sentir por primera vez a tu bebé pateando tus costillas puede ser una gran emoción.

Ayúdate a ti misma para sentirte tranquila y contenta

Debes comenzar contigo misma. **Aprende qué es lo que te ayuda a relajarte. Esto te va a ayudar a encontrar tu manera especial de disfrutar la vida y hacer frente a las dificultades.** Algunas de las cosas que puedes hacer por ti misma:

- Duerme la siesta, o pasa un tiempo sola.
- Descansa tu mano en el abdomen y siente a tu bebé moviéndose.
- Háblale dulcemente a tu bebé.
- Aprende a tejer o coser, para que puedas hacerle al bebé una manta o una colcha.
- Mira películas divertidas para que puedas reírte mucho.
- Toma un baño largo, tibio.
- Haz ejercicio.

Cómo recibir ayuda de otra gente

Todos convivimos con alguien: en familias grandes o pequeñas, con amigos en la escuela, con amigos en el trabajo. **Estas personas son tu "sistema de apoyo." Te pueden ayudar en muchas maneras, ahora y después de que nazca tu bebé.**

Tu esposo o compañero puede compartir tus alegrías y preocupaciones. Puede masajear tus pies si están doloridos. Puede ayudarte a conocer y comer alimentos diferentes. Puede compartir la diversión de elegir el nombre del bebé.

Tus padres, hermanos y hermanas, otros familiares y amigos pueden darte también apoyo. Ellos querrán ayudarte a su manera.

No olvides contarle al doctor o la enfermera-partera sobre problemas que tengas en tu vida. Si hay cambios en el trabajo, si te mudas a otra ciudad, o si tienes problemas familiares, eso puede causar tensiones, y afectar tu salud.

Cómo decirle a otros lo que necesitas

Tú conoces a toda esta gente que te quiere y aprecia. Pero ellos tal vez no sepan lo que pueden hacer para ayudarte. **Tú puedes ayudarles diciéndoles lo que deseas**, como esto:

- "Hoy estoy muy cansada. ¿Podrías cuidar a mi niño, así puedo dormir una siesta?"
- "Miremos una película alegre, no una triste."
- "Por favor ayúdame con el lavado de la ropa. Me duele la espalda."

Importante: ambos padres sienten la tensión.

Recuerda que el padre de tu bebé puede sentir tensiones también. Muéstrale afecto. Ustedes están juntos en este asunto.

¿Problemas en la casa?
Ayuda para las que sufren abusos

Algunas mujeres sufren palizas, golpes o patadas de sus esposos o compañeros. Este peligroso abuso a veces empieza o se hace peor durante el embarazo. También pueden recibir golpes los otros niños en la familia.

Este es un delito llamado "violencia doméstica." Es también un serio problema de salud porque puede dañar a la madre y al bebé. Si esto pasa, no es culpa de la madre. Quien está haciendo algo malo es el que está atacando.

¡Si esto te pasa a ti, no necesitas aguantarte el abuso!

Cómo recibir ayuda:

- Llama a una línea telefónica de emergencia. (Busca el número en las tapas del directorio telefónico o llama al departamento de salud.)

- Cuéntale a una persona de confianza: una amiga, un médico o enfermera, un sacerdote o ministro, o un consejero de salud mental.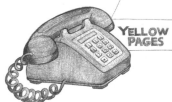

- Investiga en dónde puedes encontrar ayuda en tu comunidad, tal como un programa de asistencia legal o un consejero de salud mental.

- Si decides irte de la casa, averigua a qué lugares seguros puedes ir. Un refugio para mujeres que sufren abusos puede darte protección.

Sé una buena amiga

¿Conoces a otra mujer que tiene miedo de su esposo o compañero? Dile que te preocupas por ella y apóyala para que busque ayuda. Las mujeres frecuentemente esconden las señales de abuso. Algunas señales que puedes ver son:

- Golpes inexplicables, que ella dice que son "accidentes."
- Se pasa la mayor parte del tiempo sola en la casa, o es menos amigable contigo.
- Consumo aumentado de alcohol y drogas.

¿Pueden estas cosas dañar a mi bebé?

¿Cajas para excremento de gatos?

Sí, el excremento de los gatos* puede tener parásitos que podrían infectarte a ti y al bebé. Tal vez tú no te sientas enferma, pero tu bebé puede sufrir daños.

Cualquier gato que anda por afuera puede infectarse con esos parásitos. **Mientras estés embarazada, pídele a otra persona que vacíe la caja del gato.** Si trabajas en un jardín donde puede haber excrementos de gato, usa guantes.

*Excremento de gato: Los parásitos pueden infectarte con toxoplasmosis, y causar defectos en el cuerpo de tu bebé.

¿Plomo en el aire que respiras y en el agua que bebes?

Sí, el plomo* puede causar malos partos o gran daño a los bebés antes de nacer y a los niños. El plomo está en el polvo de la casa, en el aire y en el agua. También se lo encuentra en las industrias y fábricas donde se preparan pinturas y soldaduras.

*Plomo: Un metal que puede causar grave daño cerebral en bebés y niños.

- ¿Trabajas con plomo? Pide que te cambien de trabajo mientras estés embarazada o dando el pecho.

- La pintura en edificios viejos contiene plomo. Tú puedes respirar polvo de la pintura o pequeñas partículas de pintura sin darte cuenta. Una mujer embarazada y sus niños deben salirse de la casa si se está quitando la pintura vieja de las paredes.

- Las tuberías de casas viejas pueden contener plomo y contaminar el agua. Evita beber el agua que ha estado en las tuberías por mucho tiempo. En la mañana, deja correr el agua unos minutos antes de usarla. El agua caliente absorbe más plomo que el agua fría. Cuando cocines, o hagas café o té, comienza con agua fría.

¿Baños calientes, saunas y baños de vapor?

Sí, el agua y el aire muy calientes, si aumentan la temperatura de tu cuerpo, pueden dañar al bebé. Es mejor evitarlos cuando estás embarazada.

¿Afectará mi trabajo al bebé?

Eso depende del tipo de trabajo que tienes y de cómo te sientes. Lo que puedas hacer con eso depende de la compañía para la que trabajas.

El trabajo puede empeorar algunos problemas del embarazo. Algunos trabajos pueden causar problemas de salud. He aquí algunas cosas que debes pensar:

- **¿Tienes un trabajo de escritorio?** ¿Puedes levantarte y caminar durante el día? Si lo puedes hacer, no tendrás problemas.

- **¿Tienes un trabajo peligroso?** ¿Trabajas cerca de pesticidas, químicos tóxicos* o plomo? ¿Trabajas cerca de rayos X, como en el consultorio de un dentista? Todas estas cosas pueden causar problemas durante el embarazo. Si puedes, pide que te permitan trabajar lejos de esas sustancias peligrosas.

- **¿Da el trabajo tensión a tu cuerpo?** Tienes que estar parada o sentada todo el día? ¿Tienes que trabajar en turnos diferentes y no puedes dormir? ¿Tienes que levantar y cargar cosas pesadas? ¿Tienes que trabajar horas extras? Esto es lo que puedes hacer:

✔Usa zapatos bajos y medias elásticas*.

✔Haz el ejercicio de balanceo pélvico (página78) para fortalecer la espalda.

✔Pide que te den descansos para caminar o poner tus pies en alto.

✔Pide que te den otra tarea.

Habla con el médico y el patrón si piensas que tu salud está en peligro. Pide a tu compañía que te den otra tarea si estás embarazada. Si tienes problemas de salud, se te podría dar un permiso para dejar de trabajar por un tiempo o por incapacidad.

*Químicos tóxicos:
Sustancias fuertes que pueden ser venenosas para tu bebé.

*Medias elásticas:
Medias que tienen un elástico fuerte para reducir la hinchazón de las piernas y prevenir várices.

Capítulo 3

Opciones en atención médica prenatal y de parto

Durante el embarazo es importante hacerse un examen por lo menos una vez al mes. **Aunque te sientas bien, debes ver regularmente al médico o la enfermera partera.** Estas visitas pueden ayudar a evitar problemas de los que no te has dado cuenta.

Cada mujer embarazada necesita un profesional de salud y un lugar donde dar a luz. Puede ser que tengas muchas o pocas opciones. Eso depende de donde vives o de tu plan de salud. Algunos planes tienen muchas opciones. La mayoría tienen una lista de hospitales y profesionales que puedes usar.

En algunas zonas hay hospitales, hospitales con maternidad, y maternidades separadas de los hospitales. En ciudades pequeñas, las opciones pueden ser menos. En algunos lugares, las mujeres con embarazos normales pueden dar a luz en su casa. Algunos planes de salud cubren nacimientos en la casa.

Si no estás segura de dónde ir para atención médica, puedes llamar a estos lugares:

- la oficina de tu plan de salud
- el departamento de salud pública
- una clínica comunitaria

En el Canadá, tu médico familiar o una partera se ocupará de ti. Si aparecen problemas, tal vez te manden con un especialista.

49

¿Dónde nacerá mi bebé?

Algunas personas eligen primero el lugar donde quieren dar a luz. Otras eligen primero al médico. **Necesitas saber qué servicios cubre tu seguro de salud.** Estas son las diferencias básicas entre los lugares para el nacimiento:

Hospitales

Muchos bebés nacen en hospitales. **Allí puedes recibir atención especial, en el momento, si ocurren problemas.** Sin embargo, en la mayoría de los nacimientos no se necesita atención especial.

Muchos hospitales:

- tienen salas de parto que parecen cuartos de casa particular
- permiten al bebé estar en tu cuarto después del nacimiento
- permiten que tengas amigas que te ayuden

Antes de elegir un hospital, pregunta si tienen estos servicios.

Otras opciones

Algunos padres quieren un lugar más parecido a la casa, o una atención médica que no cueste tanto. En algunos lugares, se puede tener el bebé en un centro de maternidad o en tu propia casa. **Estas opciones son para las mujeres que esperan tener un parto normal.** Si ocurre un problema serio durante el parto, la madre es internada enseguida en un hospital.

Centros de maternidad (Birth Centers): Algunos están en hospitales, otros están separados. En estos lugares, enfermeras parteras ayudan en los partos. Pregunta qué médico y qué hospital usan en caso de que se presenten problemas.

Parto en la casa: En algunos lugares, los médicos y las parteras van a la casa para ayudar en el parto. Si quieres usar una partera, verifica que tenga licencia. Además, asegúrate de que el hospital que se va a usar en caso de emergencia esté cerca de tu casa.

Cómo encontrar un médico o una partera

¿Quién va a darte **cuidado prenatal*** y ayudar en el nacimiento de tu bebé? Vas a querer tener un profesional que te guste y en quien puedas confiar. Esta persona te va ayudar en momentos muy importantes.

Investiga si tu plan de salud te permite elegir los profesionales. Pide la lista de médicos.

Los profesionales que ofrecen atención prenatal y de parto son:

Médico familiar: También se le llama médico de confianza o **médico general.** Es un doctor que ofrece atención médica a personas de todas edades. ¿Hay un médico que atiende a tu familia? Posiblemente te puede ayudar en el parto y atender a tu bebé.

Obstetra-ginecólogo: es un médico con educación especial en embarazo, nacimiento y salud de la mujer.

Enfermera partera licenciada: Son enfermeras con entrenamiento especial para dar atención prenatal y cuidado durante el parto. Generalmente trabajan en hospitales y centros de nacimiento. Algunas van a las casas. (En algunos lugares, parteras que no son enfermeras tienen licencia para atender partos.)

Tienes que preguntar a otros para encontrar al mejor médico o partera. Pregunta a tus amigas sobre los médicos que las atendieron durante el parto. ¿Volverían a ir con ellos?

Tal vez quieras visitar a dos o tres profesionales antes de elegir. Haz las preguntas de la próxima página. Busca profesionales que:

- estén bien entrenados y certificados
- respeten tus decisiones sobre el parto (ver capítulo 7)
- tengan un consultorio donde te resulte fácil ir y donde se pueda entrar fácilmente, si estás incapacitada

*Cuidado prenatal: Exámenes regulares durante el embarazo, y atención especial si ocurren problemas.

Qué debes saber antes de elegir un médico o una partera

Hay algunas cosas importantes que debes saber sobre el profesional de salud que va a atenderte.

Vas a poder aprender más si sabes algo sobre partos antes de hacer estas preguntas. Este es un buen tiempo para leer el capítulo 7 y usar la sección de Palabras Importantes (página 155). Haz estas preguntas claves:

❏ ¿Tiene usted licencia para ayudar en partos?

❏ ¿Hay otros doctores o parteras que atienden a los pacientes cuando usted no está? ¿Tendré la posibilidad de conocerlos?

❏ ¿Tiene usted una enfermera a quien puedo llamar* durante las 24 horas o los fines de semana si tengo una pregunta o una emergencia?

Si tienes problemas del oído sería bueno que preguntes si la consulta tiene el sistema TTY para personas que no oyen bien.

❏ ¿Anima usted a las mujeres a que den a luz en la posición que a ellas les parezca mejor?

❏ ¿Qué métodos prefiere usted usar para aliviar dolor durante el parto?

❏ ¿Cuál es su opinión en cuanto a tener una persona conmigo durante el parto?

❏ Si una mujer ha tenido un parto por cesárea, ¿la anima usted a que tenga un parto por la vía natural? (ver la pág. 125)

¿Tienes tú una idea bien definida sobre algunas cosas como la episiotomía (página 122) o la operación cesárea? Háblalo con el profesional antes de elegir.

Pregúntate: "¿Me cae bien esta persona y podré confiar en ella?" Si tienes seguro de salud, y no estás contenta con el médico o partera que tienes, habla con el departamento llamado "Customer Service." Averigua si tienes opciones.

La conversación con el profesional

Recuerda que el médico quiere que recibas buena atención. Pero tú debes hacer tu parte también. **Tu parte es decirle las cosas que te preocupan.**

Escribe tus preocupaciones o preguntas a medida que las pienses. (Ve las páginas sobre los exámenes en los capítulos 4, 5 y 6.) Esto te recordará que debes hacer las preguntas en tu próxima visita.

Dile al doctor o la enfermera-partera acerca de los cambios que has notado en tu cuerpo. Si no entendiste alguno de sus consejos, díselo. Dile también sobre las cosas buenas en tu vida y sobre cualquier problema que tengas.

Si te sientes mal...

Llama al doctor o la enfermera-partera. Antes de llamar, prepárate con estas preguntas:

❑ ¿En qué forma te sientes que es diferente de lo normal?

_____

❑ ¿Por cuánto tiempo te has sentido así?

_____

❑ ¿Ha habido cambios en la forma en que te sientes?

_____

❑ ¿Tienes fiebre? (Tómate la temperatura antes de llamar, y escríbela.)

_____

Busca las palabras difíciles

Tal vez el médico o la enfermera use palabras que tú no entiendes. Pregúntales lo que significan, o búscalas en la sección "Palabras Importantes" al final de este libro.

Tu primer examen prenatal

El médico o la enfermera partera te harán un examen completo. Esto es lo que harán:

- **Preguntas sobre tus hábitos de salud.** Diles todo lo que puedas. Cosas de las que tal vez no quieres hablar pueden ser muy importantes. Lo mismo puede pasar con cosas que a ti no se te hacen importantes. Cuanto más el profesional sepa sobre ti, mejor atención podrán darte.

- **Preguntas sobre la salud de tus padres y familiares.** Algunas condiciones que ocurren en tu familia podrían afectar tu salud.

- **Revisión** de tu peso, temperatura, pulso, presión de la sangre, los pechos y los pulmones.

- **Examen pélvico** para ver el tamaño y condición de la matriz y la pelvis.

- **Muestras de sangre, orina y otras muestras,** para detectar condiciones como clamidia, hepatitis B y VIH-SIDA. Tu profesional necesita saber tan pronto como sea posible si hay problemas.

El examen pélvico se hace cuando estás acostada en la camilla.

Una prueba importante para el VIH/SIDA

Muchas personas que tienen el VIH, el virus que causa el SIDA, no lo saben. Hay varias razones para que a una mujer embarazada le hagan un examen de la sangre para saber si tiene el VIH:

- Un nuevo tratamiento reduce la posibilidad de que un bebé en la matriz pueda recibir el VIH de su madre.

- Si una mujer tiene el VIH, el profesional puede darle atención especial inmediatamente. Juntos pueden planear la mejor atención para el bebé.

El profesional que te atiende debiera hablar contigo sobre lo que significa la prueba, antes y después de que la hagan. Si tienes el VIH o el SIDA, te pueden dar terapia que te ayude con esta enfermedad crónica*.

*Enfermedad crónica: Una enfermedad que dura mucho tiempo.

Capítulo 4

Los meses 1, 2 y 3

Las semanas 1 a 13

Este capítulo te va a guiar en los tres primeros meses del embarazo. **El embarazo entero va a durar cerca de nueve meses desde tu último período.** Se lo divide en tres partes, llamadas "trimestres." Los capítulos 4, 5 y 6 cubren esos trimestres hasta el noveno mes. El capítulo 7 cubre el noveno mes y el nacimiento.

La mayoría de las mujeres se sienten diferentes en cada trimestre. El primer trimestre es el tiempo para acostumbrarse a la idea de estar embarazada. En el segundo trimestre, ya has aceptado la idea y estás contenta. En el tercer trimestre, estás anticipando el nacimiento y la tarea de ser madre.

Los médicos y enfermeras-parteras siempre hablan de las semanas del embarazo. Esto es porque tu bebé crece y cambia mucho en cada semana de vida. **Hay generalmente 40 semanas desde tu último período hasta el nacimiento.**

Los meses y semanas se dividen así:

Primer trimestre = meses 1 a 3 = semanas 1 a 13

Segundo trimestre = meses 4 a 6 = semanas 14 a 27

Tercer trimestre = meses 7 a 9 = semanas 28 a 40

Mira cómo cambian tu cuerpo y tu bebé

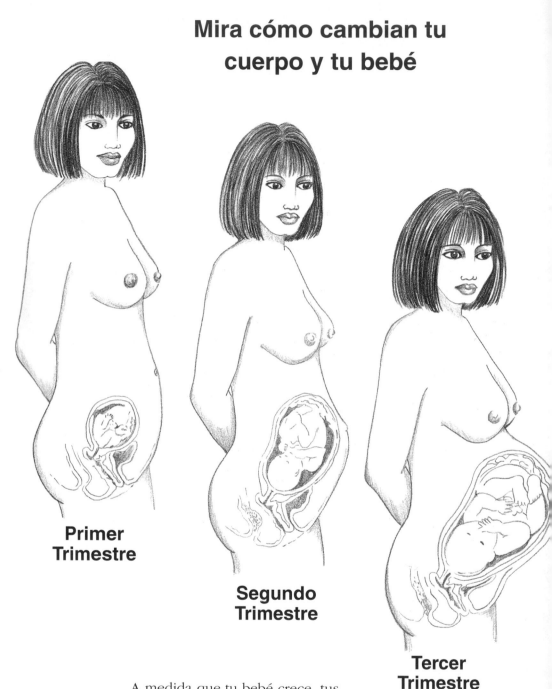

Primer Trimestre

Segundo Trimestre

Tercer Trimestre

A medida que tu bebé crece, tus pechos se agrandan. La parte de arriba de la matriz también se hace más grande dentro de tu abdomen.

¿Cómo está creciendo mi bebé?

Mes 1 (de 1 a 5 semanas después de tu último período)

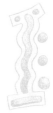

El embrión (el bebé que está creciendo dentro de ti) es todavía muy pequeño como para verlo. En el primer mes, crece hasta el tamaño de un cacahuate (maní).

- Se están formando su cerebro, médula espinal, pulmones y corazón.
- La cabeza tiene unas manchitas donde van a crecer los ojos.

Vuelve a mirar los dibujos de la página 27. Fíjate qué crecimiento asombroso está ocurriendo.

Mes 2 (de 6 a 9 semanas)

Ahora el bebé se empieza a parecer a una persona. Tiene ojos pequeños, orejas y una boca. Ha crecido hasta tener el largo de una pulgada (dos centímetros y medio), más o menos el tamaño de una nuez.

- Ya tiene el principio de todos los órganos y sistemas que su cuerpo tendrá al nacer.
- Se están formando las piernas y brazos, con los dedos de las manos y los pies.
- El cerebro está creciendo muy rápido, por eso la cabeza es más grande que el resto del cuerpo.
- El corazón está latiendo, bombeando sangre al cuerpo.

Importante: hábitos que resulta difícil cambiar.

Ahora sabes que fumar, beber alcohol o usar drogas puede dañar al bebé. ¿Te resulta difícil terminar con esas cosas? Hay maneras de vencer estas adicciones poderosas.

Habla con tu profesional de salud sobre maneras de cortar con el hábito. Tu seguro médico o tu profesional de salud probablemente tienen programas para ayudar a dejar de fumar. El médico o la partera también pueden ayudarte a que entres en un programa para abuso de alcohol o drogas.

Dónde vive mi bebé

Este es tu cuerpo al final del embarazo.
¡Aquí es donde vive tu bebé!

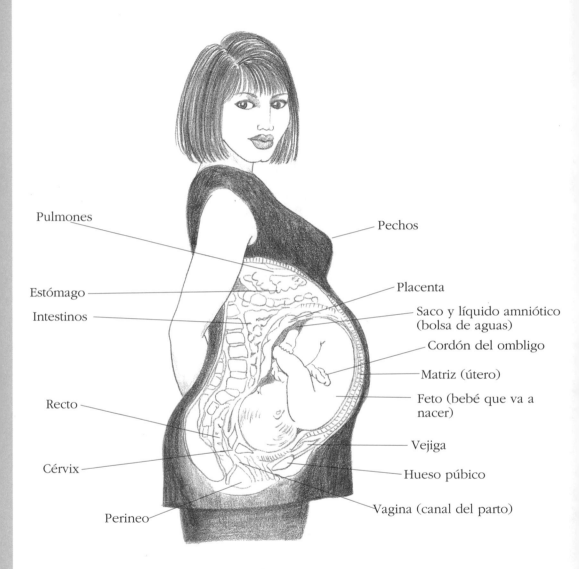

Pulmones

Estómago

Intestinos

Recto

Cérvix

Perineo

Pechos

Placenta

Saco y líquido amniótico
(bolsa de aguas)

Cordón del ombligo

Matriz (útero)

Feto (bebé que va a
nacer)

Vejiga

Hueso púbico

Vagina (canal del parto)

El dibujo muestra cómo, en los últimos 3 meses, el bebé
que está creciendo empuja los pulmones, el estómago, los
intestinos, el recto y la vejiga. Esto te puede hacer sentir
incómoda. (Lee, en la siguiente página, sobre estas partes de
tu cuerpo.)

Tu cuerpo y tu bebé

El bebé que aún no ha nacido vive en tu **útero** o **matriz.** En las primeras ocho semanas se le llama **embrión.** Después se le llama **feto.** El bebé descansa en el **saco amniótico** (bolsa de aguas) que contiene el **líquido amniótico.**

Las partes del cuerpo que están impresas en letra más negra se muestran en el dibujo de la página 58.

El **cordón del ombligo** y la **placenta** conectan el cuerpo del bebé a tu cuerpo. La placenta está pegada a la pared de la matriz. A través de la placenta y el cordón, llegan al bebé el alimento, el oxígeno y otras cosas que el bebé necesita.

En el nacimiento, el bebé empuja hacia abajo, a través del **cérvix** (la boca de la matriz). El bebé pasará por la **vagina**, también llamada **canal del parto**. La vagina pasa entre los huesos de la pelvis. El bebé sale por el **perineo,** por la abertura de la vagina.

A medida que el bebé crece, empuja fuera de su lugar muchas partes internas del cuerpo **(órganos).** Cuando el bebé se hace más grande, tu cuerpo te parece diferente, pero es normal. Por ejemplo:

- Cuando el bebé empuja contra los **pulmones** puedes sentir dificultad para respirar.
- Tu **estómago** y tus **intestinos** pueden sufrir cambios tratando de digerir la comida. Comer mucho te va a hacer sentir incómoda.
- Puede resultar difícil empujar los excrementos por el **recto**.
- El bebé aprieta la **vejiga,** que contiene la orina. Puedes necesitar orinar más seguido.
- Tus **pechos** se agrandan y duelen al prepararse para dar leche después del nacimiento. Esto ocurre desde el principio del embarazo.

Tu piel va a tener algunos cambios normales. La piel puede sentirse seca. Usa una crema para la piel. La piel de la cara puede partirse o mostrar cambios de color en la nariz y las mejillas. También puede aparecer una línea oscura en el medio de tu abdomen. Los pezones se ponen oscuros. También pueden aparecer marcas en la piel de los pechos y el abdomen.

Esta soy yo

Tengo ____ años. Mi cumpleaños es _____.
(día, mes, año)

Mido _____ pulgadas (1 m ___ cm) y antes de quedar embarazada pesaba _____ libras (_____ kilos).

Mi último período empezó el _____.
(día, mes)

- Problemas de salud para decirle al médico, enfermera-partera:

  _____

  _____

  _____

- Problemas de salud en mi familia (mi esposo, pareja, mis otros niños, mis padres y hermanos):

  _____

  _____

  _____

- **Preguntas que quiero hacer sobre el embarazo:**

  _____

  _____

  _____

  _____

  _____

Todas las cosas que apuntaste son importantes para hablar con el médico o la partera.

Mi primer examen prenatal

El (fecha) _____ tuve mi primer examen.

(Esto fue _____ semanas después del último período.)

Mi embarazo tiene ahora _____ semanas.

Hoy peso _____ libras (_____ kilos).

Mi presión de la sangre es _____.

Hoy me hicieron estos análisis: _____

_____

El nombre* de mi médico o enfermera-partera es:

_____

Teléfono del consultorio* _____

Teléfono de emergencia* _____

*Escribe el nombre y los números de teléfono en la portada de este libro, o cerca del teléfono, para que te sea fácil encontrarlos.

Esto es lo que aprendí hoy:

1. La fecha aproximada cuando el bebé nacerá es:

_____

2. _____

3. _____

El próximo examen será el _____ de _____ a las _____.
                                 (día)   *(mes)*   *(hora)*

Importante: ahorra energía.

En los próximos meses es posible que te sientas muy cansada. Aunque alguien te pida que hagas algo divertido, aprende a decir "no" si no tienes ganas de hacerlo.

¿Cómo me puedo cuidar a mí misma?

Algunas de las etapas más importantes en el crecimiento de tu bebé ocurren en los primeros dos meses. Ahora es el momento de recordar y seguir los consejos de buena salud de la página 25.

✔ Cumple con las citas de los exámenes y aprende sobre el embarazo.

✔ No fumes cigarrillos, ni bebas alcohol ni uses drogas.

✔ Come los alimentos sanos que tu bebé necesita.

✔ Descansa mucho y haz ejercicio.

✔ Cuando tengas relaciones sexuales, asegúrate de protegerte contra las enfermedades transmitidas sexualmente.

✔ Ponte el cinturón de seguridad cada vez que vayas en auto.

✔ Haz tiempo para relajarte.

¿Por qué siento malestar en el estómago?

En los primeros meses, puedes perder el apetito o sentir ganas de vomitar. Esto puede ocurrir en cualquier momento del día. Generalmente se termina después de los primeros meses. Aquí tienes algunos consejos para que no te afecte tanto:

• Come menos cantidad, y más frecuentemente durante el día. Come algo antes de acostarte.

• No comas comidas grasosas o muy condimentadas.

• Come galletas o fruta. Ten galletas de soda cerca de tu cama para comerlas antes de levantarte.

• Bebe un poco de soda.

• Si has estado vomitando, bebe agua o té claro con un poco de azúcar. Esto va a devolver a tu cuerpo el líquido que perdió.

• Siempre toma las vitaminas junto con la comida.

Si vomitas muy seguido, llama al médico. No te esperes a la próxima visita.

Señales de una emergencia

El médico o la enfermera-partera te dirán cómo actuar en una emergencia. Llama inmediatamente si alguna de estas cosas pasan:

- **Derrame de sangre de la vagina.**
- **Calambres dolorosos en el estómago.**
- **Dolores fuertes de cabeza, mareos, problemas de la vista.**
- **Fiebre o escalofríos.**
- **Hinchazón de la cara, los pies o las manos.**
- **Aumento de peso muy rápido.**

¿Podría perder mi bebé?

Lamentablemente, algunos embarazos no llegan a feliz término. Casi uno de cada cuatro embarazos termina con un malparto en los tres primeros meses. **La mayoría de los malpartos no se pueden impedir. Es la manera que el cuerpo tiene para proceder con un bebé que estaba muy enfermo o que no crecía normalmente.** Estos casos no resultan de actividades normales como trabajar o tener relaciones sexuales.

Tal vez te sientas triste por semanas o meses después de un malparto. Esto es normal. Has perdido a tu bebé. Aunque otras personas no lo entiendan, tu tristeza es muy real. Tal vez quieras hablar con otras mujeres que han pasado por la misma experiencia.

Después de que la matriz sane, es casi seguro que podrás quedar embarazada otra vez. El médico o enfermera-partera te dirá cuándo puedas empezar a tratar otra vez.

¿Podría mi bebé nacer con un defecto?

*Defecto de nacimiento: Un problema que comienza antes del nacimiento o inmediatamente después. También se lo llama "defecto congénito".

Muy pocos bebés nacen con defectos*. Algunos defectos son serios, otros no. Muchos padres se preocupan de esta posibilidad.

Causas de los defectos de nacimiento

- **Un problema de salud de la madre.** Ejemplo: si una embarazada tuvo sarampión al principio del embarazo, el bebé podría tener problemas del corazón, del oído o de la vista.

- **Algo que entra al cuerpo de la madre y pasa al bebé.** Ejemplo: el alcohol puede causar defectos serios en el cerebro y el cuerpo del bebé.

- **Un defecto genético, es decir, pasado de abuelos a padres y de estos al niño.** Ejemplo: la anemia de células falciformes (sickle cell anemia).

- Muchos defectos de nacimiento tienen causas desconocidas.

Algunos defectos aparecen en análisis especiales que se pueden hacer entre el tercer y el quinto mes del embarazo. Estos pueden ser el ultrasonido, análisis especiales de sangre, y la amniocentesis*. Si los análisis muestran un posible problema, la mujer embarazada debiera tener otros análisis más exactos.

*Amniocentesis: Un análisis del líquido en la bolsa de aguas, que muestra algunas cosas sobre la salud del bebé.

¿Sabes tú si algún miembro de tu familia nació con algún defecto? Si es así, tal vez quieras hablar con un consejero genético*.

Pregúntale al profesional de salud o al consejero genético si algunos de estos análisis podrían ser útiles. Aprende sobre estos análisis, así puedes decidir si quieres que te los hagan. Si se puede saber que tu bebé que no ha nacido tiene un defecto, es útil saberlo temprano. Tú y tus profesionales de salud pueden prepararse para dar la mejor atención posible al bebé.

*Consejero genético: Un profesional que puede investigar contigo defectos de nacimiento que hayan ocurrido en tu familia y que podrían afectar al bebé.

Pregunta a la oficina de tu plan de salud o consulta los materiales del plan para saber si cubre servicios genéticos.

¿Por qué me siento feliz un momento, y triste un minuto después?

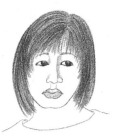

En los tres primeros meses es posible que tengas cambios de ánimo con fuertes emociones, como tristeza y alegría. No te sorprendas. **Es normal y ocurre porque las hormonas* están cambiando en tu cuerpo**. Pero en la mayoría de las mujeres estos cambios de ánimo se normalizan después del primer trimestre.

Para sentirte mejor, puedes hacer algunas de estas cosas:

✔ Come comidas sanas.

✔ Haz mucho ejercicio y descansa.

✔ Habla sobre tus emociones. Esto te va ayudar a ti, a tu familia y tus amigos a comprender tus cambios de ánimo.

Tal vez tengas temores o preocupaciones sobre la salud del bebé. Esto es normal también. **Cuando aprendas más te sentirás con menos miedo.**

- ¿Te preocupa la salud del bebé? Aprende más sobre los riesgos reales y qué puedes hacer para evitarlos.

- ¿Te preocupa cómo será el nacimiento? Si tomas clases sobre el parto, muchas de tus preguntas serán contestadas. (Ve las Páginas lilas.)

- ¿Te preocupa si serás una buena madre? Empieza a aprender desde ahora cómo cuidar al bebé. Puedes practicar con el bebé de alguna amiga.

*Hormonas: Sustancias que algunos órganos del cuerpo producen. Las hormonas controlan el trabajo del cuerpo y las emociones. Durante el embarazo, hay muchos cambios en las hormonas.

Importante: averigua más.
En muchos lugares puedes encontrar información sobre el parto y sobre el cuidado de los bebés. Mira las Páginas lilas, empezando en la página 152. Pide que en la clínica te den una lista de lugares. Puedes ir también a la biblioteca pública. El departamento de salud o la oficina del WIC también pueden ayudar. Los colegios comunitarios muchas veces tienen clases para mujeres embarazadas. Fíjate también en las páginas comunitarias al principio del directorio telefónico.

Hablar puede ayudar

Muchas veces, hablar con alguien que te quiere puede hacerte sentir mejor. Podría ser el padre de tu bebé, tu madre, tu hermana, o tu mejor amiga. **Elige a personas que te escucharán verdaderamente. Ellas serán mejores que las personas que tratarán de decirte lo que debes hacer.** ¿Quiénes son las dos personas a quienes les dices todo, o casi todo? Escribe sus nombres:

1. _____

2. _____

¿Cómo te sientes ahora?

_____

_____

_____

_____

¿Qué es lo que te preocupa?

_____

_____

¿Qué es lo que te hace feliz ahora?

_____

_____

¿Le debo decir al doctor o la enfermera-partera?

Sí, esta persona quiere saber sobre tus cambios de ánimo y tus preocupaciones. Vas a tener que hacer una cita si por más de dos semanas:

- Te sientes muy triste o vacía.
- No puedes dormir, o duermes todo el día.
- No tienes apetito, o comes todo el tiempo.

Mi tercer mes (semanas 10 a 13)

¿Cómo está cambiando mi cuerpo?

- Estás empezando a aumentar de peso. Para el final del tercer mes, habrás aumentado entre 2 y 5 libras (de 1 a poco más de 2 kilos). Es probable que pronto necesitarás ropa más amplia.

- Hacia el final del mes, tal vez puedas sentir la matriz. Aprieta los dedos en tu abdomen arriba del hueso púbico. Sentirás algo redondo y duro como una naranja. Esa es la parte de arriba de la matriz.

- Notarás los pechos muy pesados y te dolerán. Esto es normal. Puede ayudarte usar un sostén más grande.

- Puedes sentirte más estreñida que antes del embarazo.

¿Cómo está creciendo mi bebé?

- Hacia el final del tercer mes, el bebé medirá como 4 pulgadas (10 centímetros). Este es el tamaño de una banana (guineo/plátano) pequeña.

- Tu bebé estará pesando como una media onza (unos 15 gramos) y se le llama **feto*** en lugar de embrión.

  *Feto:
  Un bebé que todavía no ha nacido, después de las 8 semanas.

- Su corazón está latiendo muy rápido. El doctor o la enfermera-partera ya lo pueden oír.

- Los dedos de las manos y los pies ya están completamente formados.

- Ya puede mover los brazos y las piernas. Pero el bebé es todavía muy pequeño como para que sientas sus patadas.

Importante: cosas que tu bebé necesitará.

Si quieres, ya puedes comenzar a preparar las cosas para el bebé. Puedes comprarle ropa, un asiento para el auto, y otras cosas. Toma tiempo para conseguir todo lo que un bebé necesita. Fíjate en las páginas 90 a 92 para tener ideas. Si tratas de conseguir cosas baratas, ten cuidado con algunas cosas usadas, como los asientos para auto o las cunas. Podrían no ser muy seguros.

¿Qué puedo hacer para mantenerme en buena salud?

✔ Comer muchos vegetales, frutas y panes de grano entero.

✔ Beber mucha agua en lugar de sodas o sodas de dieta. Si quieres, puedes mezclar jugo de frutas con "club soda" o agua mineral.

✔ Haz ejercicio. En lugar de ir en auto, camina hasta la tienda o a la casa de una amiga.

✔ No estés en habitaciones con humo. Recuerda que el humo que respiras puede hacerle daño a tu bebé. Pídele a tus familiares y amigos que no fumen dentro de la casa.

✔ No uses las medicinas que tienes en casa. Pregúntale al médico si es bueno tomarlas. Algunos problemas de salud, como los resfriados, se pueden tratar sin medicinas.

Cosas que quiero preguntar en mi próximo examen

• ¿Qué puedo hacer si estoy estreñida?

• ¿Por qué me siento tan feliz y luego tan triste?

• ¿Estoy aumentando de peso lo suficiente?

• ¿Cómo podría saber si voy a tener mellizos o gemelos?

• Tengo problemas para dejar de fumar. ¿Cómo podría dejar de fumar fácilmente?

Otras preguntas que tengo:

1. _____

2. _____

Exámenes mensuales

Los exámenes serán probablemente simples y rápidos. Te tomarán el peso, la presión y medirán el tamaño de la matriz. Te harán un análisis de orina. El profesional va a escuchar el latido del corazón del bebé. Pronto tú también lo vas a escuchar. En algunas visitas, tal vez te hagan otros exámenes, como el ultrasonido, para ver cómo el bebé está creciendo. Tendrás tiempo también para hacer preguntas.

Examen del tercer mes

En esta fecha _____ me hicieron el examen del tercer mes.

Tengo _____ semanas de embarazo.

Peso _____ libras (_____ kilos).

He aumentado _____ libras (_____ kilos) desde el último examen.

Tengo _____ de presión.

Cosas que aprendí hoy:

1. _____

   _____

2. _____

   _____

3. _____

   _____

El próximo examen será el _____ de _____ a las _____.
　　　　　　　　　　　　　　　　 (día)　　 *(mes)*　　　　*(hora)*

Importante: ¿vas a tener gemelos?

Al principio pueden hacer análisis para saber si vas a tener más de un bebé. Si vas a tener más de un bebé, puede haber riesgos adicionales. Pero si tienes buena atención y hábitos saludables, es muy posible que tus bebés sean sanos.

Si vas a tener más de un bebé, puedes esperar:
- aumentar más de peso y estar menos cómoda
- necesitar más descanso; lo mejor es acostarte sobre tu lado izquierdo.
- tener más exámenes cuando se acerca el parto
- necesitar más alimentos nutritivos
- hay más posibilidad de que comiences con el parto antes de tiempo. (Lee en la página 86 sobre parto prematuro.)

¿Tengo que "comer por dos?"

No necesitas comer el doble de lo que comías antes del embarazo. Necesitas comer lo que tu bebé necesita.

Muchas embarazadas necesitan comer sólo un poco más que lo de costumbre. Lo importante es comer alimentos sanos, para que tú y el bebé tengan la mejor nutrición posible.

¿Aumentaré mucho de peso?

Es saludable aumentar de peso durante el embarazo. En la página que sigue puedes ver que muchas partes de tu cuerpo se hacen más pesadas a medida que pasan los meses. Tu cuerpo está cambiando para permitir al bebé crecer y alistarse para el nacimiento. Muchas mujeres pierden ese peso después de que nacen sus bebés.

Antes se pensaba que era saludable aumentar lo menos posible de peso durante el embarazo. Ahora se sabe que aumentar muy poco puede causar nacimientos prematuros. El bebé puede nacer pequeño para su edad, lo que puede causarle problemas de salud.

¡Ya puedes ver que este no es tiempo de hacer dieta! Si limitas la cantidad de alimentos saludables que comes, también se los limitas a tu bebé. Además, las píldoras de dieta contienen sustancias químicas que pueden ser muy dañinas para tu bebé.

¿Tienes miedo de aumentar de peso? ¿Haces mucha dieta o te obligas a vomitar para mantenerte delgada? Estos hábitos pueden dañarte a ti y al bebé. Si les cuentas tu problema al médico o a la enfermera-partera ellos te podrán ayudar.

Importante: las adolescentes y el aumento de peso.

Si eres una adolescente, recuerda que tu cuerpo está todavía creciendo. Necesitas aumentar de peso. Si comes comidas que no son nutritivas, no tendrás apetito para los alimentos nutritivos que necesitas.

¿Cuánto aumento de peso es saludable?

¿Cuánto es lo mejor para ti? Eso depende de tu peso antes de quedar embarazada. El profesional que te atiende puede responder mejor a esta pregunta. Un aumento de peso saludable para las mujeres de peso normal es entre 24 y 34 libras (entre 11 y 15 kilos). Si estás embarazada con gemelos, puedes esperar aumentar más (de 40 a 60 libras, o de 18 a 27 kilos).

Aumentar de peso muy poco o demasiado puede causar problemas al bebé. En cada examen te pesarán. Mídete en lo que comes sólo si el doctor o la enfermera-partera te dicen que lo hagas.

Tus pechos probablemente se han hecho más grandes y pesados. Muchas otras partes de tu cuerpo se harán también más pesadas. El dibujo en la página 58 muestra esas partes. En la lista siguiente verás cómo se distribuye el aumento de peso.

Dónde Aumentó Tu Peso Durante El Embarazo	
Partes del cuerpo	**Peso al momento del nacimiento**
Tu bebé	7 - 8 libras ó 3 - 3.5 kilos
Utero o matriz, donde crece tu bebé	2 libras ó 900 gramos
Saco y líquido amnióticos, que rodean a tu bebé	2 libras ó 900 gramos
Placenta (te conecta con tu bebé)	2 libras
Pechos (necesitan prepararse para producir leche)	1 - 4 libras ó 500 gramos - 2 kilos
Más sangre en tu cuerpo	4 - 5 libras ó 2 - 2.5 litros
Otros líquidos	3 - 5 libras ó 1.5 - 2.5 litros
Grasas (Almacenan energía) para el nacimiento y para dar el pecho	4 - 6 libras ó 2 - 3 kilos
Peso total ganado	**25 - 34 libras ó 11 - 15 kilos**

Mantener los hábitos sanos

¡Recuerda que aún pequeños cambios pueden ayudar a tu bebé a tener un mejor comienzo!

¿Cómo te va ahora? Tal vez has estado tratando de hacer cambios grandes en tu vida y tus actividades.

Muchas embarazadas deben esforzarse para cambiar la forma en que comen, duermen, o hacen ejercicio. **Es difícil terminar con los malos hábitos,** como, por ejemplo, comer demasiados dulces o papitas, o fumar, tomar alcohol o usar drogas. O no haber hecho nada de ejercicio. ¿Ha sido alguna de estas cosas difícil para ti?

¿Cuáles han sido las cosas más difíciles para cambiar?

_____

_____

¿Cuáles han sido las más fáciles para cambiar?

_____

_____

¿Quién te ayudó más a hacer los cambios?

_____

_____

¿Cuáles hábitos sanos estás tratando de mantener?

_____

_____

_____

_____

Importante: ¿quieres ayuda?

Si necesitas ayuda del papá del bebé, de tus amigos o de tu familia, pídela. Muchas personas van a querer ayudarte para que hagas lo mejor para tu bebé. Pero ellos no pueden saber a menos que tú les digas.

Capítulo 5

Los meses 4, 5 y 6

Semanas 14 a 27

El segundo trimestre de tu embarazo está comenzando. La mayoría de las mujeres se sienten mejor y para ellas estos meses son más fáciles que el primer trimestre. Tu cuerpo se está acostumbrando a tener una nueva vida creciendo dentro de él. Tú te estás acostumbrando a la idea de ser mamá.

Este trimestre es un tiempo cuando tu cuerpo empieza a cambiar de forma. El ejercicio se vuelve más y más importante. Llegando a los seis meses, vas a tener que comenzar con tus planes para el parto y para el nacimiento del bebé.

También será bueno que comiences a pensar en el cuidado del bebé después de que nazca. Tendrás que decidir si le vas a dar el pecho o mamadera. Y estarás comenzando a juntar la ropa y otras cosas que el bebé va a necesitar.

A medida que la forma de tu cuerpo comienza a cambiar, el padre de tu bebé tal vez pueda interesarse más en tu embarazo. **Si todavía no lo hiciste, comparte este libro con él.** Invítale a que vaya contigo a los exámenes.

Recuerda: cada examen prenatal es importante. Si pierdes uno, llama inmediatamente para hacer otra cita.

Preparación para el nacimiento

¿Por qué comenzar tan temprano?

Nunca es demasiado temprano para prepararse para el gran acontecimiento: el nacimiento de tu bebé. **Esto es porque toma tiempo para aprender todo lo que necesitas saber. También toma tiempo para que fortalezcas los músculos que vas a usar en el parto.**

¿Te preocupa cómo va a ser el parto? Esto es normal. Posiblemente habrás escuchado historias que te han dado miedo. O tal vez hayas tenido un parto que fue difícil. La mejor manera de cortar con el miedo es saber lo que está pasando en tu cuerpo. Ningún nacimiento está libre de dolor o trabajo duro, pero cuanto más sepas, menos doloroso podrá ser el nacimiento del bebé.

¿Cómo prepararme yo misma?

Las cosas más importantes que puedes hacer son:

*Compañero de parto:
Una persona que estará contigo durante el nacimiento de tu bebé. Tener un compañero entrenado, especialmente si es otra madre, puede ayudar a que el parto salga bien.

- **Elige a un compañero de parto*.** Tener alguien contigo en el momento del nacimiento puede darte mucha tranquilidad. Esta persona puede ser el papá del bebé o una amiga cercana. Esta persona debe ir contigo a las clases de parto. Tal vez puedas tener más de un compañero de parto para ayudarte.

- **Ve a las clases de preparación para el parto.** De esta manera sabrás todo sobre el parto. Estas clases se dan en hospitales, clínicas y otros lugares. Las clases duran generalmente seis u ocho semanas. Hay que inscribirse con anticipación. Elige una clase que se dé a una hora cuando tu compañero (o compañeros) de parto pueda ir contigo.

- **Practica relajación, ejercicios y respiración** para que tu cuerpo esté en la mejor condición posible.

Mi cuarto mes (semanas 14 a 18)

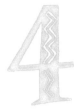

¿Cómo está cambiando mi cuerpo?

- Estás aumentando más rápidamente de peso: será como una libra cada semana.

- Tus pechos siguen grandes, pero los notarás menos delicados.

- Ya no necesitas orinar tan frecuentemente como en los meses pasados.

- Si has tenido mareos y náuseas, ahora puedes empezar otra vez a disfrutar de la comida.

- Tienes más energía.

¿Cómo está creciendo mi bebé?

- Al final de este mes, tu bebé puede medir hasta 7 pulgadas de largo (18 centímetros). Pesará unos 3/4 de libra (350 gramos).

- Un vello muy suave empieza a crecer en el cuerpo. Ya aparecen las pestañas y las cejas.

- El bebé ya puede chupar y tragar.

- Puedes sentir las primeras patadas, que pueden parecerse a tirones o ruidos en el estómago.

Importante: bocadillos deliciosos y saludables.

Prueba estos bocadillos sanos:

- **Frutas frescas** (naranjas, bananas, papayas) con yogur descremado.
- **Frutas secas** (pasas de uva, manzanas, chabacanos o ciruelas secas) mezclados con almendras, pepitas o cacahuates/maníes.
- **Vegetales crudos** (zanahorias, tomates, brócoli) con un poco de aderezo de ensaladas.
- **Palomitas de maíz** con poca o nada de mantequilla o margarina.

¿Qué puedo hacer para mantenerme en buena salud?

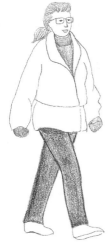

- No faltes al examen mensual.
- Manténte lejos de los cigarrillos, el alcohol o cualquier tipo de droga.
- Camina media hora cada día o cada dos días. Para tener mejor resultado, camina rápido y balancea bien los brazos. Usa zapatos deportivos planos, de suela acolchonada.
- Bebe ocho vasos de agua cada día.
- Ten siempre comidas sanas en la cocina, para comerlas cuando tengas hambre.
- Toma sólo las vitaminas o medicinas que te recomendó el doctor o la enfermera-partera. Toma exactamente la cantidad que te recetó. Recuerda que tomar demasiado de algunas vitaminas como la vitamina A, puede no ser saludable para tu embarazo.

Preguntas para hacer en el próximo examen:

- ¿Tengo la presión de la sangre normal?
- ¿Puedo continuar con mis actividades y ejercicios de la manera que hacía antes?
- Todavía no he sentido a mi bebé moverse. ¿Cómo puedo saber que está bien?
- ¿Si tuve una operación cesárea antes, tendrán que hacérmela de nuevo?

Otras preguntas que tengo:

1. _____

2. _____

*Agruras:
Una sensación quemante en el pecho que es común durante el embarazo. Es causada por líquidos del estómago que suben hacia la garganta. También se le llama "ardor estomacal" o "acidez del estómago."

Importante: ¿qué hacer con las agruras*?

Trata de hacer muchas comidas livianas y masticar bien los alimentos. Usa ropa suelta. Duerme con tu cabeza y el pecho levantados unas 6 pulgadas. Deja de comer los alimentos que te causan agruras. Si estas cosas no ayudan, pregúntale al profesional de salud qué medicinas puedes tomar sin problemas. Esto puede ayudar a sentirte mejor.

Examen del cuarto mes

En esta fecha _____ me hicieron el examen del cuatro mes.

Tengo _____ semanas de embarazo.

Peso _____ libras (_____ kilos).

He aumentado _____ libras (_____ kilos) desde el último examen.

Tengo _____ de presión.

Cosas que aprendí hoy:

1. _____

_____

2. _____

~ _____

El próximo examen es: _____ de _____ a las _____.
                                 (día)   *(mes)*   *(hora)*

Importante: piernas hinchadas.

¿Se te cansan las piernas y se te hinchan los pies cuando estás parada por un largo rato? Prueba estos consejos:

- Usa medias elásticas.
- Pon los pies hacia arriba cuando estás sentada.
- Trata de moverte frecuentemente.
- Quédate parada con uno de los pies en una banqueta o caja.
- Usa zapatos bajos, con mucho espacio para los dedos.
- Come menos comidas saladas y bebe menos sodas de dieta.

Manteniéndote en buena forma para el embarazo...

Estos ejercicios ayudan a tu cuerpo a mantenerse fuerte mucho después del embarazo.

1. El "apretón Kegel" para los músculos del parto

Este ejercicio se llama "Kegel" por el médico que lo inventó. Es para fortalecer los músculos que rodean la vagina. **Estos músculos sostienen tu matriz que está creciendo. También se podrán relajar y estirar durante el parto.** Este ejercicio también ayuda a mantener tu vagina y la vejiga en su lugar cuando envejeces. Y puede ayudar a que disfrutes mejor del sexo.

Una manera fácil de aprender este ejercicio es cuando estás orinando.

- Aprieta los músculos de la vagina para parar o reducir el flujo de la orina. Trata de **no** endurecer los músculos de tu estómago o de tus asentaderas.
- Sostén la tensión mientras cuentas 1-2-3-4-5.
- Afloja y entonces aprieta otra vez. (Después de que sepas cómo se siente hacer este ejercicio, no lo hagas mientras estás orinando.)

Puedes hacer el "apretón Kegel" en cualquier lugar. **Trata de hacerlo cuando estás en el fregadero de la cocina, o esperando el autobús**. Practica hasta que lo hagas 25 veces, 3 ó 4 veces al día.

2. El "balanceo pélvico" para los dolores de la cintura

La pelvis se ladea cuando arqueas la espalda y empujas con las asentaderas.

Fortalecer los músculos del estómago (ver las figuras) ayuda a calmar el dolor de la cintura.

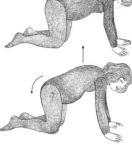

- Arrodíllate y apoya las manos en el suelo, mientras tienes la espalda derecha. Aspira profundamente y relaja la espalda.
- Exhala, arquea la espalda y empuja las asentaderas hacia abajo. Cuenta hasta cinco. Aspira otra vez, y relaja el estómago.
- Ahora trata estando de pie. Aprieta el estómago y empuja las asentaderas hacia abajo. Repite esto todas las veces que puedas, cada día.

...y después

Aquí tienes otros ejercicios fáciles para el tiempo del embarazo, y para después.

3. Estiramiento

Ponerte de pie, derecha, puede ayudar con el dolor de cintura. También te ayudará a que te veas más delgada, y a sentirte bien contigo misma. Es mejor hacerlo frente a un espejo largo.

- Párate de lado frente al espejo, descalza. Estira el mentón y levanta la cabeza.
- Baja los hombros hacia atrás. Mete el abdomen para adentro y empuja con las asentaderas, como haciendo el balanceo pélvico.

Fíjate cómo tu abdomen y asentaderas se ven más pequeños. Siente cómo tus músculos trabajan juntos. Practica ponerte de pie y caminar en esta postura. Pronto se te va a hacer un hábito.

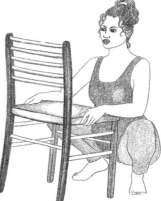

Ponte de cuclillas usando una silla para mantener el equilibrio para estirar las coyunturas de la pelvis.

4. De cuclillas y sentarse con las piernas cruzadas

Estos dos ejercicios aflojan tus caderas y las coyunturas de los huesos de la pelvis. También estiran la parte interna de los muslos. **Los dos pueden ayudar con el dolor de espalda. También van a ayudar cuando estés empujando al bebé en el parto.**

- Para ponerte de cuclillas, empieza con los pies separados. Agárrate de la silla para no caerte. Dobla las rodillas y baja las asentaderas hacia el suelo, manteniendo si puedes los talones contra el piso. (No hagas este ejercicio si tienes problemas con las rodillas.)
- Siéntate en el piso con los tobillos cruzados. Separa las rodillas todo lo que puedas y junta los tobillos. Para estirarte más, trata de juntar la planta de los pies.

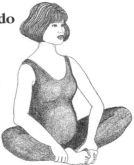

Para estirarte mejor cuando estás sentada, junta la planta de los pies.

79

Hacer el amor durante el embarazo

Ustedes dos pueden descubrir que la manera de disfrutar del sexo está cambiando. A medida que tu abdomen se hace más grande, tal vez puedes disfrutar menos del sexo. Sin embargo, algunas mujeres lo encuentran más excitante. Tu pareja puede tener también diferentes sentimientos sexuales.

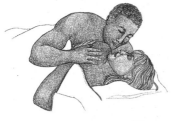

Pueden probar nuevas formas de disfrutar del sexo. Dile a tu pareja qué posiciones te parecen mejor para ti ahora. Prueba ponerte de lado, con tu pareja detrás de ti. Muchas mujeres se dan cuenta de que esta posición es la más fácil cuando su abdomen se ha hecho muy grande.

Hay muchas formas de disfrutar el estar juntos. Platiquen sobre la manera de tocarse que te hace sentir bien. A veces puede ser suficiente estar bien cerca, abrazándose estrechamente. Esta es una época importante para hablar sobre lo que piensas y sientes.

Recuerda que los sentimientos sexuales retornarán después de que nazca el bebé.

Si tu embarazo es normal, el sexo no va a dañar al bebé. El sexo no provoca el parto. A veces, sin embargo, el médico o la partera pueden decirte que no tengas sexo. El sexo puede ser malo para la salud del bebé si tú estás sangrando, o después de que se rompe la bolsa de aguas. (Lee la página 116.)

Si sangre o agua salen de tu vagina, no tengas relaciones sexuales. Llama al médico o a la enfermera partera para que te examinen. Si tienes dudas, pregúntale al profesional de salud.

Es todavía importante que te protejas contra enfermedades transmitidas sexualmente. Si tú o tu pareja tienen una enfermedad sexual, los dos tienen que recibir tratamiento. Esto es esencial para la salud de un bebé.

Importante: pechos que duelen.

Al crecer y hacerse más pesados tus pechos, pueden doler. Usar un sostén o brasiere firme y a la medida, puede ayudar a mantener los pechos lo más cómodos posible.

Mi quinto mes (semanas 19 a 23)

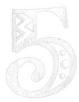

¿Cómo está cambiando mi cuerpo?

- Estás aumentando de 3 a 4 libras cada mes (1300 a 1800 gramos).

- La punta de la matriz estará a la altura de tu ombligo.

- La piel de la cara puede tener manchas oscuras o claras. Tal vez veas una línea oscura cruzando la mitad de tu abdomen. Estos cambios van a desaparecer después del embarazo.

- Es posible que este mes tengas mucha energía y te sientas muy bien.

¿Cómo está creciendo mi bebé?

- Al final de este mes, tu bebé puede medir hasta 12 pulgadas de largo (30 centímetros). Es ya más de la mitad del largo de un bebé recién nacido.

- Estará pesando alrededor de una libra y media (680 gramos).

- Su piel está muy arrugada, y cubierta por una espesa capa blanca.

- Se mueve. Ya sientes fácilmente sus patadas. También tiene períodos de descanso.

- Le está creciendo el pelo de la cabeza.

Importante: un compañero de parto.

Si todavía no lo has hecho, busca a un compañero de parto. Tal vez quieras tener más de uno.

A algunas personas les resulta muy difícil estar presentes en un parto. El padre de tu bebé tal vez no quiera estar allí. Compréndelo. Busca a otra persona para que esté contigo.

¿Qué puedo hacer para mantenerme sana?

- No faltes al examen mensual.
- Mantente lejos de los cigarrillos, el alcohol o cualquier tipo de droga.
- Ve caminando a diferentes lugares (la tienda, el parque) así no te aburres.
- Asegúrate de beber 8 vasos de líquidos cada día.
- Come alimentos sanos, como vegetales, frijoles, pan de trigo entero y yogur. Come dulces sólo en ocasiones especiales.
- Si se te recomendaron vitaminas prenatales, tómalas cada día.

Preguntas que hacer:

- ¿Está creciendo bien el bebé?
- ¿Puede hacerle mal mi trabajo?
- ¿Es posible que tenga gemelos?
- ¿Dónde podría encontrar una buena clase de parto?
- ¿Hasta cuándo puedo continuar trabajando?
- ¿Tengo la presión de la sangre normal?
- ¿Qué puedo hacer para prevenir las várices?

Otras preguntas que tengo:

1. _____
   _____

2. _____
   _____

Importante: ajusta el cinturón.

Usa los cinturones sobre la cintura y los hombros cada vez que uses un auto. Empuja el cinturón de abajo por debajo de tu abdomen, y ajústalo bien. Mantén el cinturón de arriba por encima del hombro y entre tus pechos. (Mira la página 42.)

Examen del quinto mes

En esta fecha _____ me hicieron el examen del quinto mes.

Tengo _____ semanas de embarazo.

Peso _____ libras (_____ kilos).

He aumentado _____ libras (_____ kilos) desde el último examen.

Tengo _____ de presión.

Cosas que aprendí hoy:

1. _____

_____

2. _____

_____

3. _____

_____

El próximo examen es: _____ de _____ a las ____
                                       (día)   *(mes)*   *(hora)*

Importante: evitar el estreñimiento.

¿Qué hacer si estás estreñida?

- Bebe mucha agua (de 8 a 10 vasos por día).
- Haz ejercicio cada día.
- Come comidas con mucha fibra, como frutas y vegetales frescos, ciruelas pasas, arroz y pan de entero.
- Come algunas ciruelas pasas cada día.

Si te estriñes, el médico o la partera te pueden recomendar algo para ablandar el excremento.

Pensando en el futuro: ¿Cómo voy a alimentar a mi bebé?

Ya debes empezar a pensar en cómo alimentar al bebé. No tienes que decidir ya. Aquí tienes algunas cosas para pensar.

¡La leche de la madre es lo mejor para el bebé!

*Calostro: Líquido amarillento que sale de los pechos en los últimos meses del embarazo y en los primeros días después del nacimiento. Es una sustancia muy nutritiva.

*Anticuerpos: Células producidas en el cuerpo para luchar contra las enfermedades.

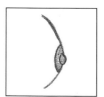

El pezón invertido se va para adentro cuando se le aprieta.

Protección colocada en el pezón.

- El pecho le puede dar a tu bebé todo el alimento que necesita por los primeros 6 meses.

- El **calostro*** y la leche del pecho le dan al bebé **anticuerpos*** que lo protegerán contra enfermedades. Probablemente el bebé tendrá menos alergias, dolores de oído, resfriados, diarreas y otros problemas.

- Dar el pecho te va a hacer sentir más cariño por tu bebé.

- Dar el pecho no cuesta nada. Sólo debes alimentarte bien, beber mucha agua, y descansar bastante.

- La leche del pecho está siempre a mano y a la temperatura adecuada. Tú puedes alimentar al bebé en casi cualquier lugar. Si te da vergüenza, puedes tapar tu pecho con una manta o cobija pequeña.

- Para dar el pecho, el tamaño de tus senos no importa.

- Con un extractor puedes sacar la leche del pecho, y ponerla en una botella en el refrigerador. De esta manera, el papá u otras personas pueden alimentar al bebé.

Asegúrate de que tu profesional de salud examina ahora tus pezones. Si tus pezones se van para dentro (fíjate el primer dibujo) puedes usar un protector (dibujo de abajo). El protector va a ayudar al pezón a mantenerse salido, para que pueda entrar bien en la boca del bebé.

Algunas personas tal vez te aconsejen no dar el pecho. Muchas mujeres no tratan de hacerlo, y no saben lo bien que funciona.

En las páginas 133-134 encontrarás más información sobre dar el pecho.

Alimentando al bebé con mamadera

Si decides no darle el pecho al bebé, la mamadera puede funcionar bien también. Millones de bebés crecen felices y saludables alimentados con la mamadera. (Mira también la página 135.)

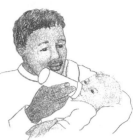

- Cuando tú o tu pareja sostienen al bebé para alimentarle, se pueden sentir muy cercanos.

- **Para tu bebé debes usar fórmula* fortalecida con hierro, no leche de vaca.** La leche de vaca que se compra en el mercado no tiene los nutrientes necesarios para un bebé. Para los bebés no es fácil digerirla y no se debe usar hasta que los bebés tengan un año de edad.

- **La fórmula se hace parecida a la leche de pecho.** Sin embargo, no tiene tus anticuerpos para luchar contra enfermedades. Muchos de los bebés que toman fórmula tienen más enfermedades en el primer año.

- La fórmula viene en líquido o en polvo. Sigue las instrucciones para hacer la mezcla. Muchos doctores y enfermeras-parteras sugieren fórmula con hierro.

- Tendrás que comprar mamaderas. Deben lavarse muy bien después de cada vez que alimentas al bebé.

*Fórmula: Leche especial para mamadera, hecha lo más parecida posible a la leche de pecho. El hierro añadido a algunas clases de fórmulas es importante para la salud del bebé. (Los bebés alimentados con leche de pecho reciben suficiente hierro de la leche materna.)

Importante: trata de dar el pecho:

Es un hermoso comienzo para tu bebé. Tú puedes cambiar del pecho a la mamadera si es necesario, pero no de la mamadera al pecho. Después del nacimiento, tus pechos dejan de producir leche si tu bebé no mama de ellos.

Si tienes problemas para comenzar a dar el pecho, pide ayuda enseguida. Hay formas bien simples para hacerlo más fácilmente. Un especialista de lactancia*, un consejero de la Liga La Leche, o una enfermera del WIC pueden ayudarte cuando estás aprendiendo a dar el pecho.

Muchos médicos y enfermeras-parteras aconsejan a las madres dar el pecho por nueve meses o más. Sin embargo, dar el pecho aunque sea por unos pocos meses o semanas es mejor que no hacerlo.

*Especialista de lactancia: Enfermera adiestrada para ayudar con consejos sobre cómo dar el

Cuando el parto comienza antes de tiempo

A veces el parto comienza demasiado pronto, antes de las 37 semanas. A esto se le llama parto prematuro. Puede ser muy peligroso para el bebé. Muchas veces se puede detener el parto para darle más tiermpo al bebé para que crezca. Cada día que un bebé pasa dentro de la matriz lo prepara mejor para la vida de afuera.

Es importante que sepas las señales de un parto prematuro. Estas señales no siempre significan que tienes un parto prematuro. Sin embargo, es mejor llamar enseguida al profesional de salud en caso de que necesites atención especial. ¡Deja que el profesional decida!

Las señales de un parto prematuro

Llama a tu profesional enseguida si tienes **cualquiera** de estas señales:

- Sangrado o flujo rosado o pardusco que sale por la vagina.
- Pérdida de moco cervical o agua clara por la vagina.
- Contracciones cada 15 minutos o menos, o calambres como los que vienen con la menstruación.
- Dolor sostenido en la parte baja de la espalda, o dolor que viene y va.
- Sensación de peso en la pelvis y en la zona de la vagina. Sensación como que el bebé se pudiera salir.
- El abdomen se pone duro, en forma diferente que de costumbre.
- Tener el presentimiento de que algo está mal.

Algunas mujeres están en más riesgo de tener un parto prematuro que otras. Si estás esperando gemelos, estás bajo tensiones, o has tenido algunos de los problemas mencionados en la página 13, habla con tu médico o enfermera-partera. Puede ser que te pidan que te cuides especialmente y que te controlen en casa. Ese control le permite al profesional saber si el parto comienza.

Mi sexto mes (semanas 24 a 27)

¿Cómo está cambiando mi cuerpo?

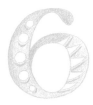

- La punta de la matriz está más arriba del ombligo.

- Puedes sentir que la matriz se pone dura y tiesa, y después se relaja. Estas son **contracciones*** normales, y se les llama "Braxton-Hicks." Significan que la matriz se prepara para el parto.

- Te vas a sentir probablemente con buen apetito.

- Tal vez tengas marcas de estirones en el abdomen y en los pechos. Vas a sentir comezón en el abdomen porque la piel se está estirando. (Si usas una loción, la comezón pasará.) También puede ocurrir que el ombligo está salido.

- Tal vez tengas calambres en las piernas por las noches, y puede que se te hinchen los tobillos.

*Contracciones: Los músculos de la matriz se aprietan. Sentirás que el abdomen se pone duro y después se afloja.

¿Cómo está creciendo mi bebé?

- Al final de este mes, tu bebé puede medir hasta 14 pulgadas de largo (35 centímetros). Es más o menos el largo de tu brazo desde el codo hasta la punta de los dedos. El bebé descansa acurrucado, con sus rodillas contra el pecho.

- Pesará unas dos libras (900 gramos), tanto como un cuarto de leche (un poco menos que un litro).

- Ya tiene los ojos casi completamente desarrollados. Los párpados se abren y se cierran.

- Puede tener hipo y chuparse el dedo pulgar.

Importante: háblale a tu bebé.

Pronto va a poder escuchar sonidos que vienen de afuera de la matriz. El bebé puede reconocer el sonido de tu voz. Le puedes contar cómo te estás preparando para su nacimiento.

¿Qué puedo hacer para mantenerme en buena salud?

- Sigue comiendo alimentos sanos. El pescado, el pollo, el hígado, las lentejas y los frijoles son importantes para el crecimiento de tu bebé.

- No estés cerca de la gente que fuma. No tomes cerveza o vino hasta después del nacimiento y terminar de dar el pecho.

- Inscríbete en una clase de parto si todavía no lo has hecho.

- Si te cuesta hacer ejercicio por tu cuenta, participa de una clase de ejercicios prenatales.

- Tómate tiempo para divertirte con tus amistades antes de que nazca el bebé. Podría ser un picnic en el parque, una película, una cena.

- Recuerda ponerte el cinturón de seguridad cada vez que vayas en un automóvil. Pasa el cinturón por debajo del abdomen y la otra parte cruzando el pecho.

Preguntas para hacer en el próximo examen:

- ¿Debería tratar de dar el pecho al bebé?

- ¿Hay posibilidad de que tenga un parto prematuro?

- ¿Por qué se mueve mi bebé mucho algunos días, y menos en otros días?

- ¿Cómo puedo saber si estoy haciendo suficiente ejercicio?

Otras preguntas que tengo:

1. _____

2. _____

Importante: diabetes de embarazo.

A algunas mujeres les da diabetes cuando están embarazadas. Se le llama diabetes gestacional o de embarazo. Puede causar problemas serios al bebé y a la madre. A la mayoría de las mujeres se les hace un examen especial a las 26 semanas. Si te encuentran diabetes, puedes aprender cómo controlarla. Por lo general, la diabetes gestacional desaparece después de que nace el bebé.

Examen del sexto mes

En esta fecha _____ me hicieron el examen del sexto mes.

Tengo _____ semanas de embarazo.

Peso _____ libras (_____ kilos).

He aumentado _____ libras (_____ kilos) desde el último examen.

Tengo _____ de presión.

Cosas que aprendí hoy:

1. _____

_____

2. _____

_____

3. _____

_____

El próximo examen es: _____ de _____ a las _____.

                        (día)   *(mes)*   *(hora)*

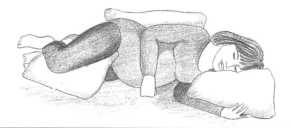

Importante: ponte cómoda.

Trata de acostarte sobre tu lado izquierdo, con una almohada debajo de la cabeza. Pon otra almohada entre las rodillas. Acostarse sobre el lado izquierdo es mejor para el flujo de la sangre que va a tu bebé.

Cosas que tu bebé necesitará

Ropas:

❏ **Camisetas, pijamas con piernitas, medias, un gorro.**
Busca el tamaño de 6 meses. Muchos bebés crecen rápido y
los tamaños pequeños no les quedan. Si tu bebé nace antes
y es pequeño, tal vez podría usar al principio ropas de recién
nacido.

❏ **Pañales:** ¿Cuáles son los mejores? Cada tipo de pañal tiene
beneficios y problemas. Usar un servicio de pañales o
pañales desechables puede resultar más fácil, pero eso cuesta
más que lavar los pañales uno mismo.

Muebles:

*Asiento de seguridad: Un asiento especial para usarse en los autos. También se le llama "asiento de carro" o "sujetador de niños."

❏ **Un asiento de seguridad* para el auto,** apropiado para un
bebé recién nacido. (Encontrarás más detalles en la página
siguiente.) El bebé debe usarlo cada vez que viaja en auto.
Empieza con el viaje del hospital a la casa.

❏ **Un lugar para que el bebé duerma**, con un colchón firme,
sábanas y mantas. Al principio puedes usar una cuna o una
caja al lado de tu cama. Después necesitarás una cuna más
grande, con paredes sólidas o pequeños espacios de 2-3/8
pulgadas (6 centímetros) o menos entre los barrotes. **Ten
cuidado: en las cunas antiguas los espacios entre
barrotes son más grandes, y el bebé podría encajar allí
su cabeza.** Esas cunas pueden tener muchos otros
problemas de seguridad. Si puedes evitarlo, no las uses.

Otros materiales:

❏ **Para ti, sostenes o brasieres para dar el pecho,** grandes
como para tus pechos llenos de leche. Estos sostenes se
abren al frente para que sea más fácil dar el pecho.

*Calmantes sin aspirina: Son medicinas sin aspirina para aliviar el dolor y la fiebre. Tylenol es una marca. **La aspirina puede ser peligrosa para los bebés y los niños pequeños.**

❏ **Botellas, mamaderas o biberones, fórmula con hierro,** si
no estás planeando dar el pecho.

❏ **Medicinas que el bebé puede necesitar.** Pueden ser
calmantes líquidos sin aspirina* para la fiebre, y pomadas
o ungüentos para las rozaduras de los pañales. Pregunta al
médico qué otras medicinas podrías tener en casa.

❏ **Un termómetro** común está bien, a menos que el
profesional de salud te diga que debes tomar la temperatura
rectal del bebé. En este caso, necesitarás un termómetro con
la punta redondeada. (Mira la página 145.)

¿Cómo elegir un buen asiento para auto?

Debes colocar a tu bebé en un asiento de seguridad. Así le demuestras tu amor y tu preocupación por su seguridad. Cada año, muchos niños mueren o reciben heridas en accidentes de tránsito. En todos los Estados Unidos y en el Canadá las leyes requieren que los niños pequeños usen asientos de seguridad cuando van en automóviles. El hospital esperará que uses uno para tu bebé.

Puede ser difícil entender cómo usar correctamente el asiento para el auto. Para ayuda adicional, puedes consultar las páginas lilas, comenzando en la página 151.

Elige un asiento que puedas usar correctamente en cualquier tipo de vehículo. Hay dos tipos de asientos para los bebés:

1. **Pequeños asientos sólo para bebés** que pesan menos de 20 libras o menos de 9 kilos (como el del dibujo). No uses un asiento de bebé de los que se usan para la casa, porque no va a proteger en caso de accidente. Los asientos para bebé son:

   - Livianos, y fáciles de cargar desde la casa al auto. Ta se pueden usar en la casa.
   - De bajo costo. Cuando este asiento quede pequeño porque el bebé creció, tienes que comprar otro.

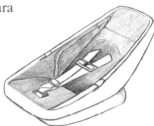

2. **Los asientos de seguridad convertibles** sirven para bebés y niños hasta los 4 años de edad, que pesan c 20 a 40 libras (9 a 18 kilos). Tienen diferentes tipos de tirantes para mantener al niño protegido.

   - Asiento sólo con tirantes (ver el dibujo de abajo). Es mejor para los recién nacidos que los asientos con protectores.
   - Asiento con protector acolchado añadido a los tirantes, es bueno para los bebés más grandes.

Los asientos sólo para bebés son buenos para los recién nacidos y se pueden usar fácilmente en la casa y en el auto.

Antes de elegir, prueba el asiento en el auto:

- Asegúrate de que el asiento entra en el auto, mirando hacia atrás. **Si el auto tiene una bolsa de aire en el asiento del pasajero, siempre pon al bebé en el asiento de atrás.** ¡La bolsa de aire podría matar a un bebé!

- El cinturón de seguridad se ajusta alrededor del asiento y lo sostiene para que no se deslice. Lee las instrucciones para el asiento y para el auto, y practícalas.

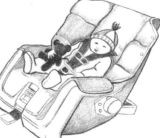

Asiento convertible sólo con cinto, para bebés que pesan hasta 40 libras.

Pregunta sobre los asientos de seguridad en el hospital, la clínica o la compañía de seguros del auto. Es posible que puedas alquilar o rentar uno, o comprarlo a bajo precio. Los asientos de segunda mano pueden tener problemas de seguridad. Evita usarlos si es posible.

Otras cosas que tú y tu bebé pueden disfrutar

❏ **Una tina para bebé,** para bañarlo sin problemas. Además, un cojín de esponja para que el bebé mojado no se resbale.

❏ **Un asiento para alimentar al bebé**. El asiento de seguridad del auto también puede ser usado en la casa.

❏ **Una silla mecedora o, un columpio para bebé.** Al mecerlos, la mayoría de los bebés se sienten felices y tranquilos.

❏ **Una mochila de tela** para llevar el bebé cómodamente cuando caminas. Puedes tener el bebé contigo y al mismo tiempo tener las manos libres. Cuando tu bebé se pone inquieto, cárgalo en la mochila dentro de la casa. Posiblemente se calmará.

❏ **Un chupete** para que el bebé pueda chupar. Chupando, un bebé inquieto se calma, pero a no todos los bebés o padres les gustan los chupetes. El pulgar del bebé es un chupete natural. Si quieres probar un chupete con tu bebé, asegúrate que es uno hecho con una sola pieza de hule. No lo ates con una cuerda al cuello. El bebé se podría estrangular con la cuerda.

❏ **Juguetes** que son suaves y lavables. No deben tener partes pequeñas y duras que el bebé pueda morder o quitar. El bebé podría tragarlas y ahogarse. Evita cuerdas largas que podrían enrollarse en su cuello.

*Móvil: Un juguete hecho de partes brillantes unidas por hilos delgados. Al colgarlos del techo, las partes se mueven en el aire. A los bebés les gustan las formas, los colores y el movimiento.

❏ **Un móvil*** para colgar sobre su cuna. Consigue uno con formas blancas y negras o de colores brillantes. Son las que tu bebé verá más fácilmente. Asegúrate de que el bebé lo ve desde donde está.

❏ **Libros y panfletos en español** sobre el cuidado de los bebés. Pregúntale al médico si tiene algunos para darte. Lee las Páginas lilas para conseguir otros lugares donde se encuentre más información.

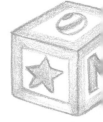

Capítulo 6

Meses 7 y 8

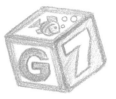

Semanas 28 a 35

Ya has comenzado el tercer trimestre (los meses 7, 8 y 9). El embarazo terminará pronto. Hiciste mucho para que tu bebé esté sano. Probablemente ya estás ilusionada con empezar a ser madre.

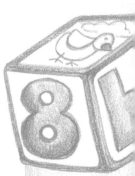

Este capítulo es corto, porque hablará sólo de dos meses. El Capítulo 7 incluye el último mes del embarazo y el nacimiento. **En el capítulo 7 y en el 8 tendrás buena información sobre el nacimiento y cómo cuidar del bebé.**

Si éste es tu primer niño, sería bueno que tomes ahora una clase de cuidado de bebés. El hospital de tu comunidad posiblemente ofrece ese tipo de clases. Después de que tu bebé nazca vas a tener muy poco tiempo libre.

Si tienes otros niños, habla con ellos sobre el bebé que está creciendo dentro de tu cuerpo. Déjales tocar tu abdomen cuando el bebé se mueve. Anímalos a hablarle al bebé. Si planeas cambiar los niños a otras habitaciones, hazlo unos meses antes de que nazca el bebé.

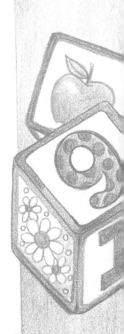

Muy importante: aprende las señales del parto prematuro (página 86). La salud del bebé depende de mantenerlo seguro dentro de tu matriz hasta que tenga cerca de 40 semanas. ¡Si piensas que el parto está comenzando, llama enseguida al profesional de salud!

Opciones en el trabajo del parto y el parto

Tú puedes decidir, en algunos aspectos, cómo quieres que sea el parto. Lo que aprendas en las clases te va a ayudar a elegir. Ahora es bueno leer el capítulo 7 para saber qué pasa durante el nacimiento.

Si al llegar el momento del parto todo va bien, tú puedes decidir muchas de estas cosas:

- Qué **posiciones usar durante el parto**: parada y caminando, sentada, de cuclillas, o acostada de espaldas o de lado. Estas posiciones pueden ser más cómodas que estar acostada boca arriba.

- Qué métodos vas a usar para soportar el **dolor.** (Lee también la página 114.)

- Si quieres **darle el pecho al bebé enseguida después del nacimiento.**

- Si quieres que tu compañero de parto **corte el cordón.**

- Si quieres tener el **bebé contigo o en la sala de bebés.**

- Si tienes un varón, ¿será **circuncidado**? La circuncisión es el corte de la piel en la punta del pene (ver página 99).

Piensa en esto en los próximos tres meses. **Habla con el médico, el padre de tu bebé y el maestro de las clases de parto.** Asegúrate de que tu médico o enfermera-partera sabe lo que tú prefieres.

Si ocurren problemas durante el parto, el médico o la partera tal vez no pueda acceder a todos tus deseos. Por ejemplo, los planes tendrán que cambiar si tienes gemelos (cuates) o un parto prematuro. Si las cosas deben hacerse en forma diferente, asegúrate de que entiendas por qué.

Permiso de maternidad

Ya es el momento de que pidas el permiso de maternidad en el lugar donde trabajas. Vas a necesitar un tiempo para recuperarte del parto. El bebé y tú necesitan también tiempo para conocerse mejor. Si estás dando el pecho, tal vez desees quedarte en casa por los primeros seis meses.

Mi séptimo mes (semanas 28 a 32)

¿Cómo está cambiando mi cuerpo?

- Este mes puedes haber aumentado cuatro libras (casi dos kilos).

- El abdomen agrandado te puede hacer sentir extraña. Las coyunturas de las caderas se están aflojando y te pueden doler. También te hacen sentir como que pierdes el equilibrio. Si te pones de pie rápidamente, puedes sentir mareos.

- Tal vez sientas las patadas del bebé contra las costillas. Puedes ver tu abdomen moverse cuando el bebé se mueve.

- Puedes sentir más calor y puedes sudar más de lo común. Usa ropas livianas y sueltas para mantenerte fresca.

- Puede salir calostro de tus pechos.

¿Cómo está creciendo mi bebé?

- Al final de este mes, tu bebé puede medir hasta 16 pulgadas de largo (40 centímetros). Pesará casi 4 libras (unos 1800 gramos).

- Su cuerpo está bien formado. Si nace ahora, tiene buena probabilidad de sobrevivir.

- Lo puedes sentir cuando tiene hipo. ¡Y tal vez puede chuparse el pulgar!

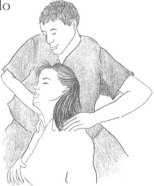

Al sentirse tu cuerpo más incómodo, cosas simples como un masaje en la nuca y los hombros pueden hacer que te sientas mucho mejor.

Si estás teniendo gemelos o múltiples, está atenta a señales de parto prematuro. (Mira la página 86.) Trata de no tener sexo u orgasmos que podrían hacer que el parto comience.

Importante: practica los ejercicios.

En los meses siguientes, los ejercicios son más importantes que nunca. Practica el balanceo pélvico, el apretón Kegel y el ejercicio de estirarse de pie. (Mira las páginas 78 y 79.)

Cada día, haz el ejercicio de cuclillas y de cruzarte de piernas en el piso. También practica tus ejercicios de respiración. **Estos ejercicios te van a ayudar a sentir más cómoda y tener un parto más fácil.**

¿Qué puedo hacer para mantenerme en buena salud?

- Ve a que te hagan el examen mensual.
- Ve a las clases de parto y anima a tu compañero de parto a que vaya contigo.
- Bebe por lo menos 8 vasos de agua cada día.
- Haz ejercicios fáciles, como caminar.
- Descansa bien cada día. Recuéstate sobre tu lado izquierdo, con una almohada entre las rodillas. Cuando estás sentada, pon las piernas en alto, sobre una silla.

Preguntas para hacer en el próximo examen

- ¿Cuánto tiempo más puedo continuar trabajando?
- ¿Es posible que comience antes con el parto (parto prematuro)?
- ¿Tengo los pezones invertidos?
- Estoy comiendo muchos vegetales, frutas y granos, pero todavía tengo problemas para ir al baño. ¿Qué debería hacer ahora?
- ¿Debo contar las veces que el bebé se mueve?

Otras preguntas que tengo:

1. _____

   _____

2. _____

Importante: el cuidado del bebé:

Aprende todo lo que puedas. Esto es muy importante si tu plan de salud manda a las mamás y sus nuevos bebés a casa enseguida después del parto. Estas son tres maneras de aprender:

- Ir a clases en el hospital o en la maternidad, antes de que nazca el bebé.
- Mirar un video sobre el cuidado de los bebés. Pídele uno al profesional de salud.
- Pasar tiempo con otras madres con bebés recién nacidos.

Examen del séptimo mes

En esta fecha _____ me hicieron el examen del séptimo mes.

Tengo _____ semanas de embarazo.

Peso _____ libras (_____ kilos).

He aumentado _____ libras (_____ kilos) desde el último examen.

Tengo _____ de presión.

Cosas que aprendí hoy:

1. _____

_____

2. _____

_____

Mi próximo examen es: _____ de _____ a las _____.
                               (día)   *(mes)*   *(hora)*

Advertencia: alta presión de la sangre.

La alta presión causada por el embarazo* (en inglés, PIH) puede ser peligrosa para ti y el bebé. Si el profesional encuentra que la presión de la sangre está alta, necesitarás cuidarte muy bien para evitar problemas serios.

Las señales indicadas abajo pueden significar que la alta presión se está poniendo peor. Tal vez necesites atención de emergencia, ¡así que llama enseguida al profesional de salud!

- rápido aumento de peso (más de una libra por día)
- dolor de cabeza
- hinchazón repentina de las manos y la cara
- vista borrosa o manchas en la vista
- náusea y vómitos.

*Alta presión causada por el embarazo: A veces se la llama PIH, preeclampsia o toxemia. Es una enfermedad muy seria que puede ocurrir en los últimos meses del embarazo.

Cómo elegir un médico para el bebé

Después de nacer, el bebé necesitará un médico general o **pediatra*** para atender su salud. Es importante encontrar uno antes del nacimiento.

*Pediatra: Médico que tiene varios años de educación especial en la atención médica de los niños.

Si el médico que te ha atendido no es un médico general, pídele que te recomiende médicos de niños. Pide a tu plan de salud que te den una lista de médicos. Luego visita tú misma al médico. Antes de elegir, estas son algunas preguntas para hacer:

- ¿Está el consultorio del médico **cerca de tu casa**, o es fácil llegar allí? ¿Los horarios del médico se acomodan con tus horarios? Tendrás que ir a verlo con frecuencia para los exámenes.

- **¿Es fácil hablar con el médico, y tiene tiempo para responder a preguntas?** ¿Tiene una enfermera que pueda dar consejo por teléfono cuando se necesita? (Tu plan de salud tal vez tenga un teléfono para dar información.)

Si tienes problemas para oír, sería bueno que uses un médico que tiene el servicio telefónico TTY.

- ¿Es **fácil encontrarle en una emergencia** y tiene otros médicos a quienes llamar si él no está?

- ¿Son **sus intereses** iguales a los tuyos? Algunas personas tienen ideas muy definidas en cuanto a criar a los niños. Algunos padres tienen sus propias ideas sobre ciertos asuntos de salud de los niños.

- ¿Vas a poder pagar el costo? ¿Está el médico en la lista de tu plan de salud?

Aunque no estén enfermos, los bebés y los niños necesitan ver regularmente a un médico o enfermera especialista pediatra*. Generalmente, en el primer año, a un bebé se le hacen seis exámenes de buena salud.

*Enfermera especialista pediatra: Una enfermera con entrenamiento especial en atención de niños, que trabaja junto con un médico familiar o pediatra.

Trata de evitar ir a la sala de emergencias por cuestiones menores de salud. Eso puede resultar caro. Además, los médicos o enfermeras en la sala de emergencia no conocen a tu niño o su historia médica.

¿Cómo pagar por la atención médica de mi bebé?

Si tienes un seguro médico para tu familia, el plan pagará los gastos de tu bebé. **Llámales enseguida después del nacimiento para informarles.**

Si no tienes seguro médico, llama al Departamento de Salud Pública o a una clínica comunitaria. Ellos te podrán decir dónde tú y tu bebé pueden recibir atención médica. En muchas ciudades hay servicios gratis o de bajo costo para mujeres embarazadas y niños.

Mi octavo mes (semanas 33 a 36)

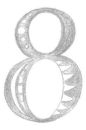

¿Cómo está cambiando mi cuerpo?

- Este mes probablemente aumentarás 4 libras (casi 2 kilos).
- La punta de la matriz llega a tus costillas. Puedes tener problemas para respirar cuando el bebé aprieta tus pulmones.
- Se te pueden hinchar los pies y las manos.
- Sientes el cuerpo muy caliente. Usar ropas livianas y sueltas puede ayudar.
- Ahora el bebé está haciendo presión sobre tu vejiga, y necesitarás orinar con frecuencia, incluso en la noche.

¿Cómo está creciendo mi bebé?

- Al final de este mes, tu bebé ha crecido hasta medir 18 pulgadas de largo (45 centímetros). Pesará unas 5 libras (2 kilos, 200 gramos).
- Ya puede abrir los ojos y ver la luz.
- Se mueve menos que el mes pasado. Porque ha crecido, tiene menos espacio en la matriz para darse vuelta.
- El bebé se colocará en una posición en el útero. Puede estar con la cabeza hacia abajo, o con las asentaderas hacia abajo.
- Tu abdomen se mueve cuando el bebé empuja. Puedes sentir la cabeza, los pies y los codos.

Importante: pensar ahora en la circuncisión.
Si el bebé es varón, ¿quieres circuncidarlo? Es una decisión que tú y el padre del bebé deben hacer juntos. La circuncisión se hace enseguida después del nacimiento. No hay ninguna razón médica clara para hacerlo, pero puede haber razones religiosas, familiares o personales.

Pene no circuncidado de un bebé

Pene circuncidado

¿Qué puedo hacer para mantenerme en buena salud?

- Te van a hacer dos exámenes este mes.

- Mantén tus hábitos sanos: lejos del alcohol, las drogas y el tabaco.

- Camina todos los días, aunque tendrás que moverte más despacio. Practica los ejercicios que te enseñaron en tu clase sobre el parto.

- Asegúrate de que estás comiendo abundantes alimentos ricos en calcio: frijoles, leche, tofu, vegetales verde oscuro, maníes o cacahuates.

- Cada vez que te sientes, pon los pies para arriba.

- Después de que elegiste un médico o una clínica para tu bebé, díselos.

Preguntas para hacer en el próximo examen:

- ¿Está mi bebé creciendo bien?

- ¿Podemos mi compañero y yo tener relaciones sexuales ahora, y qué posiciones son aconsejables en este tiempo?

- ¿Está el bebé con la cabeza para abajo o para arriba?

- A veces pierdo orina cuando toso o estornudo. ¿Es malo esto?

- ¿Es bueno mantener los ejercicios cuando falta poco para el parto?

- ¿Me debo registrar en el hospital o en el centro materno antes del parto?

Otras preguntas que tengo:

1. _____

2. _____

Repasa las señales del parto prematuro:

Lee la página 86 otra vez para recordar las señales a las que debes estar atenta.

Primer examen del octavo mes

En esta fecha _____ me hicieron el primer examen del octavo mes.

Tengo _____ semanas de embarazo.

Peso _____ libras (_____ kilos).

He aumentado _____ libras (_____ kilos) desde el último examen.

Tengo _____ de presión.

La posición del bebé es _____.

Cosas que aprendí hoy:

1. _____

_____

2. _____

_____

El doctor o la enfermera-partera quiere que llame cuando tenga estas señales del parto:

1. _____

2. _____

3. _____

4. _____

Mi próximo examen es: _____ de _____ a las _____.
                                     (día)   *(mes)*   *(hora)*

Importante: háblale al bebé.

Recuerda que el bebé puede escuchar los sonidos que tú haces. ¿Sientes que se mueve cuando escucha sonidos que vienen de fuera de tu cuerpo? Dile que te estás alistando para ser su madre. Cuéntale sobre su familia.

Especial para papá
Prepárate para el nacimiento del bebé

Esta es una página para que muestres al papá de tu bebé, si es que él no ha leído este libro.

Tú eres esencial para la vida, nacimiento y crecimiento de tu bebé. Estas son algunas de las cosas que puedes hacer mientras esperas que nazca:

- **Siente el movimiento del bebé.** Pon tu mano en el abdomen de tu compañera.
- **Háblale al bebé.** Cuéntale las cosas que harán juntos después que nazca.
- **Ve junto con tu compañera** cuando ella vaya al examen médico.
- **Ve con ella a las clases de parto,** y practica con ella ejercicios de respiración entre las clases.
- **Ayuda a conseguir el asiento de bebé para el auto** (página 91). Aprende a usarlo correctamente (página 136). Lee las instrucciones y practica colocando el asiento en el auto. Es algo muy importante para la seguridad del bebé.
- **Habla de los nombres que te gustarían para tu bebé.**
- Si piensas que no vas a querer ver el nacimiento, dilo. Puedes ayudar durante el trabajo del parto y salir de la sala de partos cuando el bebé está por nacer. **Aunque no veas nacer a tu bebé, tú puedes ser un buen padre.**
- **El sexo no va a dañar a tu bebé**, a menos que tu compañera esté sangrando, se haya roto la bolsa de agua, o si ella tenga un parto prematuro. Puede ser que ella no tenga muchos deseos sexuales en las semanas antes y después del nacimiento. Habla con ella sobre qué posiciones son más cómodas. Busca una manera de tocarla que le agrade.

Si te sientes dejado a un lado por tu compañera, díselo. Ella estará pensando en su bebé la mayor parte del tiempo. Es un buen hábito poder decirse uno al otro cómo están sintiéndose.

Aprovechen ahora a hacer cosas que serán difíciles de hacer después de que nazca el bebé. Visiten amigos. Salgan de vacación por unos días. Vayan al cine. ¡Duerman mucho!

El segundo examen del octavo mes

En esta fecha _____ me hicieron el segundo examen del octavo mes.

Tengo _____ semanas de embarazo.

Peso _____ libras (_____ kilos).

He aumentado _____ libras (_____ kilos) desde el último examen.

Tengo _____ de presión de la sangre.

Cosas que aprendí hoy:

1. _____

_____

2. _____

_____

3. _____

_____

Mi próximo examen es: _____ de _____ a las _____.
    (día)   (mes)   (hora)

Importante: los movimientos de tu bebé.

Cada día los bebés tienen tiempos de descanso y actividad. Generalmente los bebés se mueven por lo menos 10 veces en 12 horas. Cuenta las patadas y puñetazos que da. **Llama inmediatamente a tu profesional de salud si piensas que el bebé se mueve menos o ha dejado de moverse por dos o tres horas.**

Deja que tus otros niños sientan cómo se mueve el bebé. Ayúdales también a hablarle a su hermanito o hermanita.

¡El gran día se acerca!

Ya sea que el embarazo haya sido fácil o no, ya sabes que va a terminar pronto. Muy pronto tendrás un niño para darle amor. Realmente, cuidando del bebé desde antes de nacer, ya has comenzado a ser una madre.

¿Qué nombres piensas darle a tu bebé?

_____

_____

_____

_____

¿Cómo te sientes ahora?

_____ Emocionada

_____ Con miedo

_____ Feliz

_____ Deprimida

_____ De todo un poco

¿Qué otras cosas sientes?_____

_____

¿Cuáles son tus esperanzas?_____

_____

_____

¿Tienes nuevas preocupaciones? _____

_____

_____

Comparte cómo te sientes con tu esposo o compañero, o con una buena amiga.

Capítulo 7

El noveno mes, mes del nacimiento

Semanas 36 a 40

El noveno mes trae un final y un nuevo comienzo. El nacimiento es el final feliz del embarazo. Es también el comienzo de la maternidad. El parto y el nacimiento son hechos naturales que pueden resultar extraños y sorprendentes. **Para empezar a prepararte, lee este capítulo antes del mes 9.**

Este capítulo tiene notas sobre los exámenes del noveno mes. También te dará información básica sobre el nacimiento. Para estar completamente preparada, necesitarás saber más. Cuanto más aprendas ahora, menos sorprendida o miedosa te sentirás durante el nacimiento.

El mejor lugar para aprender sobre las opciones que tienes, es en una clase de partos. Es importante aprender sobre estas opciones, para que puedas compartir tus deseos con el doctor o la enfermera partera. Si no has podido tomar una clase, asegúrate de hablar con tu profesional de salud.

Tú o tu compañero de parto no deberían tener miedo de preguntar durante el parto y el nacimiento. A veces pueden pasar cosas que no se esperaban. El profesional tal vez tenga que hacer cosas que tú no deseas. Antes de que esas cosas se hagan, asegúrate de que entiendes por qué esas cosas son necesarias.

¿Cómo se prepara mi cuerpo para el nacimiento?

El útero se prepara para el parto por medio de las contracciones Braxton-Hicks. Estas contracciones no causan dolor, y son más fuertes a medida que se aproxima el parto. Son contracciones de "ensayo" y generalmente paran cuando te mueves y caminas.

Cuando sientas que el útero se pone tieso y duro, puedes practicar ejercicios especiales de relajación. Las clases de parto enseñan métodos de respiración y otros modos de relajación. El propósito es ayudar a las contracciones para que hagan su trabajo.

Durante el noveno mes, tendrás un examen cada semana. El médico o enfermera partera te dirá si tu bebé "se ha encajado." Esto quiere decir que la matriz se ha movido hacia abajo, y se ha colocado entre los huesos de la pelvis. El nacimiento se está acercando. Puedes ver que tu abdomen parece estar más bajo.

Puede ser que el médico quiera examinar dentro de tu vagina para ver los cambios en el cuello de la matriz. Este va a adelgazar y abrirse durante este mes.

*Moco cervical: Es una sustancia espesa y pegajosa que durante el embarazo cierra la abertura del cuello de la matriz. Sirve para que no entren gérmenes que pueden hacer daño al bebé.

A medida que el cérvix cambia, el moco cervical* va a salir del cérvix. Cuando veas que despides esta sustancia pegajosa, dile al profesional. El moco cervical puede tener un poco de sangre roja brillante.

Nadie puede decir por adelantado cuándo va a comenzar el parto. Tu bebé y tu cuerpo van a comenzar el parto cuando estén listos. Los cuerpos de algunas mujeres muestran claros cambios en el último mes, antes de que empiece el parto. En otras mujeres, eso no pasa.

El parto generalmente comenzará en cualquier momento entre dos semanas antes y dos semanas después de la fecha establecida. El parto puede tomar unas pocas horas o muchas horas. Tu primer parto puede tomar más tiempo que los partos que siguen.

Fíjate en la página 115 lo que pasa durante el nacimiento. Las señales del parto se describen en la página 116.

Mi noveno mes (semanas 36 a 40)

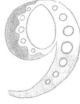

¿Cómo está cambiando mi cuerpo?

- Este mes probablemente aumentarás 4 libras (casi 2 kilos).

- En algún momento este mes, el bebé va a bajar en tu pelvis. Después de que pase esto, podrás respirar y comer más fácilmente. Pero también el bebé va a hacer presión en la vejiga y el recto. Tendrás que ir más seguido al baño.

- Te sentirás muy cansada. Es normal. Descansa todo lo que puedas.

- Justo antes de que empiece el parto, tal vez te sientas con nueva energía. Aprovecha para preparar la maleta con las cosas que llevarás al hospital o al centro de nacimientos. (Mira la página 110.) Trata de conservar tu energía. La necesitarás para cuando llegue el nacimiento.

¿Cómo está creciendo mi bebé?

- Tu bebé está aumentando de peso. Al momento de nacer, la mayoría de los bebés miden cerca de 20 pulgadas (50 centímetros) de largo. Muchos pesan 7 libras (3 kilos) o más.

- Todas las partes de su cuerpo están bien formadas. El bebé puede nacer en cualquier momento.

- Las uñas están creciendo.

- El bebé ha crecido hasta llenar el útero y tiene poco espacio para moverse. Puedes sentir que está más quieto.

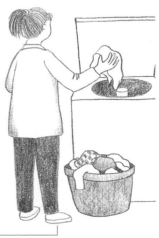

Importante: pide ayuda después del nacimiento.

Pide a amigas o miembros de la familia que te ayuden en la casa en las primeras semanas después del nacimiento. Ellos podrán hacer el aseo, las compras, y lavar la ropa, para que tú puedas estar con tu bebé. Tú podrás usar tu tiempo y energía con tu nuevo bebé.

¿Qué puedo hacer para mantenerme en buena salud?

- Come ciruelas secas, pan de trigo entero, frutas y vegetales frescos. Te van a ayudar a mover el vientre.
- Practica los ejercicios de relajación y respiración.
- Descansa todo lo que puedas, con los pies en alto.
- Aprende todo lo que puedas sobre el parto y el nacimiento. Es un buen tiempo para que leas este capítulo.
- Ve a los exámenes cada semana.

Preguntas para hacer:

- ¿Cómo puedo saber si las contracciones son las contracciones del parto? ¿Cuándo debo llamar al médico o al hospital?
- ¿Qué posiciones (sentada, de cuclillas o acostada) pueden ser mejores para el parto?
- Si necesito medicina para el dolor, ¿cuáles podría darme el médico? ¿Cómo podrían afectarme a mí y a mi bebé?
- ¿Quién me va a enseñar a dar el pecho?

Otras preguntas que tengo:

1. _____
   _____

2. _____
   _____

3. _____
   _____

Importante: regístrate en el hospital.

Antes del parto, llama al hospital o al centro de maternidad para preguntar qué debes hacer para inscribirte. Esto te va a facilitar la admisión cuando llegues para el parto.

Primer examen del noveno mes

En esta fecha _____ me hicieron el primer examen del noveno mes.

Tengo _____ semanas de embarazo.

Peso _____ libras (_____ kilos).

He aumentado _____ libras (_____ kilos) desde el último examen.

Tengo _____ por ciento de borradura* o _____ centímetros de dilatación* (esto tal vez no lo midan en cada examen de este mes).

Mi bebé está en posición _____ cabeza abajo _____ con las nalgas abajo.

*Borradura: Medida de cuánto se ha aplanado el cuello de la matriz. Esto ocurre después de que el bebé baja y el cuello de la matriz se abre.

Lo que aprendí hoy:

1. _____

_____

2. _____

_____

3. _____

_____

*Dilatación: Medida de cuánto se ha estirado el cuello de la matriz para abrirse (ver página 119).

Mi próximo examen es: _____ de _____ a las _____.
      (día)   *(mes)*   *(hora)*

Importante: cómo llegar al hospital.

Planea quién te llevará al hospital o al centro materno. Asegúrate de que esa persona sepa cómo llegar allí. Si nunca han ido, vayan una vez para aprender el camino. Ten otra persona lista para llevarte si la primera persona no puede.

Si tienes otros niños, busca una o más personas que se ocupen de cuidarlos cuando te vayas.

¿Qué debo empacar para llevar al hospital?

- ❏ **Este libro.**
- ❏ **Un reloj** para que tu compañero de parto cuente las contracciones: cuánto duran y cada cuánto tiempo vienen.
- ❏ **Una radio o tocacinta** con tus cintas favoritas. Tener música suave ayudará a que te relajes durante el trabajo del parto.
- ❏ **Una cámara** para tener un recuerdo del nacimiento. Asegúrate de que la cámara tenga película. Fíjate si la cámara funciona bien.
- ❏ **Dulces** sin azúcar para mantener tu boca salivando.
- ❏ **Un camisón** que se abra al frente para dar el pecho, una bata, chanclas y calcetines.
- ❏ **Un cepillo para el pelo**, cepillo de dientes, pasta dental, maquillaje. Deja las joyas y el dinero en casa.
- ❏ **Sostenes o brasieres para amamantar**, que se abren al frente, un suéter, ropa interior. Necesitarás toallas menstruales (no tampones) si el hospital no te las da.
- ❏ **Bocadillos** para tu compañero de parto y para ti después del nacimiento: ciruelas secas, nueces, galletas de trigo integral, manzanas. Estos alimentos te van a ayudar si estás estreñida. Además, tendrán mejor sabor que la comida del hospital.
- ❏ **Ropas para volver a casa.** Lleva algo suelto. Tu cuerpo no va a ser tan delgado como antes de estar embarazada.
- ❏ **Ropas para llevar al bebé a casa.** Un pijama, un gorro y una manta gruesa si hace frío.
- ❏ **El asiento de seguridad** para el primer viaje del bebé a casa. Tú y tu bebé deben ir con los cinturones de seguridad ajustados, aunque vayas en un taxi. Si no tienes un asiento todavía, pide en el hospital que te presten uno. Ajústalo en el auto para que esté listo para cuando vuelvas a casa.

Lo que necesitas saber en el hospital

Estas son cosas que te preguntarán cuando llegues al hospital o maternidad:

Llena esta parte antes de que empiece el trabajo del parto:

❑ Tu grupo de sangre (pregúntale al médico): _____

❑ El nombre de tu médico o enfermera-partera:

_____

Su número de teléfono: _____

❑ El nombre del doctor pediatra o enfermera especialista que va a atender a tu bebé:

_____

Su número de teléfono: _____

❑ Si son necesarios, ¿qué tipo de calmantes preferirías?

_____

_____

❑ ¿Quieres dar el pecho inmediatamente después del nacimiento? _____

❑ Si el bebé es varón, ¿quieres que lo circunciden antes de que vaya a casa? _____

Llena esta parte cuando las contracciones hayan comenzado:

❑ ¿Cuántos minutos pasan entre el comienzo de una contracción y el comienzo de la siguiente?

_____

¿Cuántos segundos duran? _____

❑ ¿Se ha roto la bolsa de aguas? _____
Si ya ocurrió, ¿de qué color era el líquido?

_____

❑ ¿Has tenido flujo vaginal? _____
Si lo has tenido, ¿de qué color es?

_____

Segundo examen del noveno mes

En esta fecha _____ me hicieron el segundo examen del noveno mes.

Peso _____ libras (_____ kilos).

He aumentado _____ libras (_____ kilos) desde que quedé embarazada.

Tengo _____ por ciento de **borradura** y _____ centímetros de **dilatación** (si lo midieron).

Lo que aprendí hoy:

1. _____

2. _____

Mi próximo examen es: _____ de _____ a las _____.
                                  (día)   *(mes)*   *(hora)*

Preguntas para el próximo examen:

1. _____

2. _____

■■■■■■■■■■■

Tercer examen del noveno mes

En esta fecha _____ me hicieron el tercer examen del noveno mes.

Peso _____ libras (_____ kilos).

Tengo _____ por ciento de **borradura** y _____ centímetros de **dilatación** (si lo midieron).

Lo que aprendí hoy:

1. _____

2. _____

Mi próximo examen es: _____ de _____ a las _____.
                                  (día)   *(mes)*   *(hora)*

Cuarto examen del noveno mes

En esta fecha _____ me hicieron el cuarto examen del noveno mes.

Peso _____ libras (_____ kilos).

Tengo _____ por ciento de **borradura** y _____ centímetros de **dilatación** (si lo midieron).

Lo que aprendí hoy:

1. _____

2. _____

Cómo me siento ahora:

_____

_____

Después del nacimiento, en la página 125 apunta lo que ha pasado.

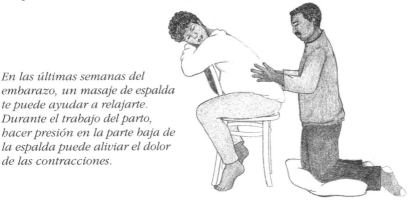

En las últimas semanas del embarazo, un masaje de espalda te puede ayudar a relajarte. Durante el trabajo del parto, hacer presión en la parte baja de la espalda puede aliviar el dolor de las contracciones.

Importante: si tu bebé se retrasa.

No pienses que el bebé se ha retrasado hasta que pasen dos semanas después de la fecha establecida para el nacimiento. Esto puede parecer una espera muy larga, pero recuerda que nadie se queda embarazada para siempre. Si una o dos semanas después de la fecha fijada para el nacimiento, no has comenzado todavía con el trabajo del parto, habla con el médico o la enfermera-partera para saber qué piensan es lo mejor.

Preguntas sobre el parto y el nacimiento

Durante el parto, la enfermera-partera y las otras enfermeras tendrán muchos consejos prácticos. Pueden compartir contigo respuestas e ideas prácticas. Habla con ellas sobre el tipo de parto que tú quieres.

¿Ayudan realmente la relajación, la respiración y el masaje?

Sí. La respiración y el masaje son dos maneras de relajación. Generalmente alivian el dolor. Tu compañero de parto te puede recordar cómo respirar. El o ella también puede masajear suavemente tu abdomen o tu espalda.

El ruido en los pasillos u otras personas en la sala puede distraerte. Puedes cerrar la puerta o pedir a las visitas que se retiren. Es importante que estés tranquila.

¿Qué posición es la mejor para mí?

No todas las madres dan a luz estando acostadas. Otras posiciones pueden resultarte más cómodas, y ayudar a que el parto sea más rápido o fácil. Si estás sentada o parada, el peso del bebé lo ayudará a pasar más fácilmente por el canal del parto.

Prueba estas posiciones, y otras:

- Estar de pie o caminar.
- Descansar en tus manos y rodillas.
- Ponerte de cuclillas y apoyar la espalda.

¿Necesitaré calmantes para el dolor?

Tal vez no necesites o no quieres calmantes. Tal vez quieras sentir plenamente la experiencia del nacimiento, y en el parto todo salga bien. Puede que sean suficientes la relajación, métodos especiales de respiración y cambiar posiciones.

Sin embargo, si el parto es muy largo o las contracciones son muy duras, las medicinas pueden dar alivio. Se usan diferentes tipos, según sea tu condición y cuán avanzado está el parto. Entérate de esto antes de que comience el parto. Fíjate, para más información, en la página que sigue.

¿Qué tipos de medicinas para el dolor me podrían dar?

- **Calmantes** como Demerol; tú puedes sentir las contracciones, pero no parecen tan dolorosas.

- **Tranquilizantes** que pueden ayudar si estás muy nerviosa y no sirven los otros métodos de relajación.

- **Una inyección epinal o epidural** va a adormecer partes del cuerpo; tú no puedes sentir las contracciones.

El profesional que te atiende va a considerar los riesgos y beneficios para la madre y el bebé. También tendrá en cuenta tus deseos. Díselos antes del nacimiento.

Pregúntale a tu profesional qué tipos de medicinas prefiere usar y por qué. **Cualquier medicina puede tener efectos negativos en ti y en tu bebé.** Es importante que sepas los riesgos antes de que te den una medicina.

¿Cómo será el parto?

Estas son las etapas del parto:

1. **Trabajo del parto:** las contracciones hacen que el cuello de la matriz se aplane y se dilate completamente.

2. **Parto:** las contracciones hacen salir al bebé.

3. **Salida de la placenta.**

4. **Recuperación**: tu cuerpo vuelve a la normalidad.

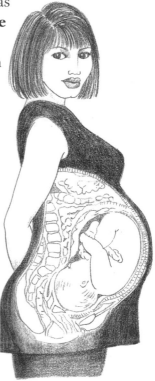

Trabajo del parto: se comienza a abrir el cuello de la matriz.

En las últimas semanas del embarazo, la matriz cae y se asienta entre los huesos de la pelvis. Las contracciones empujan al bebé hacia abajo, hacia el cérvix. Esto hace que el cérvix se dilate (se abra) y se haga más delgado. Cuando se tiene el primer bebé, esto ocurre más temprano.

La mayoría de los bebés nacen con la cabeza hacia abajo. Otros salen con las asentaderas primero.

Antes de que empiece el trabajo del parto, la matriz baja y se coloca entre los huesos de la pelvis. El cuello de la matriz se hace más delgado y se abre.

¿Cómo sabré si el parto ha comenzado?

Aquí tienes algunas de las señales que el cuerpo da para avisarte de que el parto está empezando. Puede ser que no las tengas todas.

❏ **Contracciones que duran más y que vienen más seguido unas de otras.** Se sienten más fuertes cuando te mueves. Cuenta cuánto duran y con qué frecuencia vienen. Escríbelo en la página 120. El médico o enfermera-partera va a necesitar esta información.

❏ Dolor que va desde la parte baja de la espalda al abdomen.

❏ Excrementos blandos.

❏ El moco cervical sale de tu vagina.

❏ Al romperse el saco amniótico o la bolsa de aguas, un líquido claro sale de la vagina. El agua puede comenzar a salir algunas horas o un día antes de que comience el parto, o sólo después de que el parto comienza.

Falso parto

A veces es difícil decir si las contracciones que sientes están anunciando el parto verdadero. Estas son las señales de un "parto falso":

• Si las contracciones no se hacen más fuertes cuando te levantas y caminas.

• Si el dolor es solamente en la parte baja del abdomen.

Si no estás segura, llama al médico o al hospital. El médico o la enfermera-partera no se enojará si llamas en cualquier momento. Algunas veces, el médico es el único que, al examinarte, puede decir si el verdadero trabajo del parto ha comenzado. El médico puede ver si el cuello de la matriz se está dilatando.

Hacer que el parto comience (inducir el parto)

A veces es necesario que el profesional induzca el parto usando medicinas. Esto se hace frecuentemente si dos semanas después de la fecha prevista el parto aún no ha comenzado. También se puede hacer si se descubren problemas serios antes.

¿Cuándo debo llamar al médico o la partera?

Recuerda las señales que el médico o la enfermera-partera te mencionó (página 101). Si no estás segura cuándo llamar, llama:

- **Cuando se rompe la bolsa de aguas**
- **Si en una hora las contracciones son cada 5 a 10 minutos**

Dile al médico todo lo que puedas sobre lo que está pasando en tu cuerpo.

Llama a cualquier hora, de día o de noche. Es mejor llamar antes que esperar demasiado. Tal vez te digan que te quedes en casa por unas horas. Esto va a pasar generalmente si es tu primer parto.

Ir temprano al hospital o a la maternidad no hace que el trabajo del parto sea más rápido. Pero si vives lejos del hospital, es mejor que llames temprano.

Cosas que te harán sentir mejor:

Estas son formas de sentirte confortable y ayudar a que el proceso del parto vaya bien tanto en la casa como en el hospital o el centro de maternidad.

- Quédate en casa hasta que el médico o la enfermera-partera te diga que vayas al hospital o la maternidad.
- Si crees que está empezando el trabajo del parto, come liviano: sopas, frutas o galletas de soda, en lugar de una comida pesada.
- Bebe agua o jugo, o chupa pedacitos de hielo.
- Orina cada una o dos horas.
- Durante el trabajo del parto, cambia de posición. Camina, siéntate, ponte de pie, arrodíllate apoyándote en las manos, o ponte de cuclillas.
- Relájate y descansa. Guarda tu energía para el arduo trabajo que te espera.

Consejos para el compañero de parto

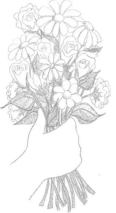

Estos consejos son útiles tanto para la casa como para cuando vayan al hospital o maternidad:

- **Mantén la calma y el ánimo.** Ayúdala a respirar y relajarse durante las contracciones.

- Toma el tiempo de las contracciones (página120) para que ella pueda ver cómo las cosas van progresando.

- Toca sus cintas favoritas o pon suavemente la radio si la música ayuda a relajarla.

- Trata de que **la habitación esté tranquila** cuando ella tiene las contracciones. Si hay otras personas, pídeles que salgan por un rato. Este no es tiempo para visitas.

- **Anímala** a que cambie de posición o que camine. Aunque no quiera moverse, le hará sentirse más cómoda.

- Los masajes, livianos o firmes, la pueden hacer relajar durante las contracciones. Haz presión en la parte baja de su espalda si le duele.

- **Insiste en que descanse** entre las contracciones. Ayúdala a respirar calmadamente cuando vienen las contracciones.

- Te resultará extraño ver los duros esfuerzos que la futura madre hace en la última parte del trabajo del parto. Es normal que tenga náuseas y dolor. Puede llorar, gemir o estar de mal humor. Recuérdale que la parte más difícil terminará pronto.

- Si el médico o la enfermcra-partera quiere darle medicinas u otra clase de ayuda, pregunta por qué. **Asegúrate de que los dos entiendan por qué se debe hacer algo diferente de lo planeado.**

- Si te sientes cansado, sal por un momento para comer algo o tomar aire fresco. Con un poco de descanso, vas a poder ayudar mejor.

Como padre, tú juegas un papel muy importante en el nacimiento del bebé. Es algo muy especial poder estar ahí para darle la bienvenida al mundo. Eso es verdad también si decides no estar presente en todo el nacimiento.

Si eres un amigo o amiga, probablemente tendrás siempre un sentimiento especial por este bebé.

Contracciones:

El cérvix se dilata

¡Tu cuerpo hace cosas asombrosas! Al momento del nacimiento, la matriz es el músculo más grande y más fuerte de tu cuerpo. Primero contrae y abre el cuello de la matriz, luego empuja el bebé hacia afuera.

Se llama trabajo del parto porque la matriz trabaja para dilatar el cérvix. Tú no puedes detener estas contracciones. Relájate, y deja que la matriz haga su trabajo.

Así es como se abre el cuello de la matriz durante el trabajo del parto:

- **Trabajo de parto temprano:** las contracciones son cortas y no tan fuertes. El cuello de la matriz se abre hasta 4 centímetros. En este tiempo, todavía puedes desarrollar actividades normales.

- **Trabajo de parto activo:** las contracciones son más largas, más fuertes y más cercas unas de otras. A esta altura deberías ir a la maternidad o al hospital. El cérvix se abrirá hasta 8 centímetros.

- **Transición:** cuando el cuello se abre completamente, hasta 10 centímetros. Esto es ancho lo suficiente como para la cabeza del bebé. Las contracciones son más duras, más fuertes y vienen más rápido.

Esta figura muestra en tamaño real cómo se abre el cuello de la matriz a medida que se estira.

Trabajo de parto temprano
0-4 centímetros

Trabajo de parto activo
4-8 cm

Transición
8-10 cm

Registra las contracciones

El profesional sabe cuánto se dilata el cérvix por medio de cuánto duran y cada cuánto tiempo vienen las contracciones. Para contar, usa un reloj que pueda marcar los segundos. Apunta en la cartilla más abajo.

Etapa	cm. de Dilatación	Duración (segundos)	Frecuencia (minutos)
Trabajo de parto temprano	0-3 cm.	30-45 seg.	15-30 min.
Trabajo de parto activo	4-7 cm.	45-60 seg.	3-5 min.
Transición	8-10 cm.	45-90 seg.	2-3 min.

En la cartilla de abajo escribe el tiempo exacto (hora y minuto) cuando una contracción comienza. Fíjate cuando termina. Anota los segundos de **duración**. Fíjate cuando empieza otra contracción. **La frecuencia** es los minutos o segundos entre el comienzo de cada contracción.

Anota también la hora cuando otras cosas ocurren. Por ejemplo, la bolsa de aguas puede romperse en estos momentos.

Tus Contracciones

*Señales como la bolsa de aguas que se rompe, el color del agua, la sangre en el moco cervical, el movimiento del vientre.

Tiempo de empezar	Duración de la Contracción	Frecuencia de la Contracción	Otras señales*
_____	_____	_____	_____
_____	_____	_____	_____
_____	_____	_____	_____
_____	_____	_____	_____
_____	_____	_____	_____

Continúa en otra hoja de papel

Importante: escuchar el latido del corazón del bebé.

Es importante para el profesional saber cómo le va al bebé durante el parto. Algunos hospitales usan monitores de corazón fetal para todos. Algunos usan monitores sólo si hay problemas, y en partos normales, escuchan el latido del corazón con un "doppler."

Nace el bebé

Después de que el cuello de la matriz se ha dilatado por completo, sentirás como que tienes que empujar. Las contracciones y el empujar mueven al bebé hacia abajo por el canal del parto, y hacia afuera. Mira los dibujos de la página que sigue.

El perineo se estira

Para que el bebé pueda pasar, la vagina y el perineo* se deben estirar tanto como el cuello de la matriz. Vas a sentir ardor cuando la cabeza del bebé empuja contra la piel.

El doctor o la enfermera-partera posiblemente te dirán que por un poco de tiempo no empujes muy recio. Posiblemente tendrá que poner la mano en la cabeza del bebé para que el parto vaya más despacio. Eso permite que el perineo tenga tiempo para estirarse. También se pueden usar toallas tibias o calientes, y masajes suaves, para evitar que la piel se rompa o tener que hacer una episiotomía*. Sin embargo, si el profesional piensa que es necesario, puede ser que haya que hacer una episiotomía.

A veces, si la cabeza del bebé no sale como debiera, un médico puede usar fórceps (son como unas tenazas de metal) para sacar el bebé. O tal vez se use un extractor de aire.

Después de que sale la cabeza, el resto del cuerpo del bebé viene muy rápidamente. ¡Con alivio sentirás que el nacimiento ya está terminando! Pondrán al bebé sobre tu abdomen, o envuelto para mantenerlo tibio mientras lo tienes en tus brazos.

*Perineo:
La piel y músculos alrededor de la abertura de la vagina.

*Episiotomía:
Un pequeño corte hecho en el perineo para evitar que la piel se rompa al salir la cabeza del bebé.

Después del nacimiento: sale la placenta

La salida de la placenta, a veces llamada "secundinas" es algo fácil. La matriz se contraerá unas pocas veces más. Puedes necesitar empujar un poco más para ayudar a que salga la placenta.

Ahora el profesional va a masajear tu matriz o darte medicina para ayudarla a mantenerse firme. Esto puede sentirse incómodo. La matriz debe estar firme para que no haya tanto sangrado. Si la piel se rompió o se hizo una episiotomía, se va a coser. Finalmente, tú puedes descansar y disfrutar de tu bebé.

Nacimiento vaginal de un bebé

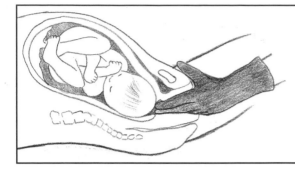

La primera etapa: el trabajo del parto

El cérvix se ha aplanado y abierto. El bebé empieza a moverse hacia la vagina. En muchos casos su cabeza saldrá primero.

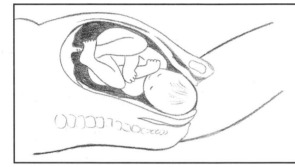

La segunda etapa: el nacimiento

Ahora la cabeza del bebé llega a la abertura de la vagina. La piel alrededor de la vagina tiene que estirarse despacio para no romperse. Si no se estira lo suficiente, tal vez hagan una episiotomía.

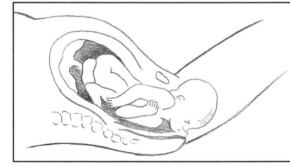

Aparece la cabeza del bebé. Después vienen los hombros. Después de eso, el resto del cuerpo sale rápidamente.

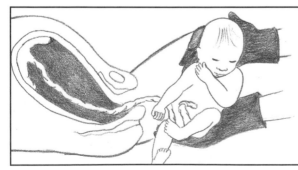

Ahora el bebé recién nacido empieza a respirar y enseguida lo chequean. Tal vez lo colocan sobre tu abdomen. Van a atar el cordón umbilical y cortarlo.

Sigue la tercera etapa:

La placenta, que estaba todavía en la matriz, sale después de más contracciones.

Posibles problemas al nacer

Operación cesárea*

En esta operación, se corta el abdomen para llegar a la matriz. Es una operación muy común, pero no siempre es necesaria. Tiene más riesgo para la madre, y la recuperación toma más tiempo.

La cesárea se hace cuando ocurren problemas durante el parto. Por ejemplo:

*Operación cesárea: La madre recibe anestesia para que no haya dolor. Se hace un corte en el abdomen para llegar a la matriz, y se saca el bebé.

- El bebé está colocado al revés, es decir, su cabeza no está para abajo.

- El bebé es muy grande, y no puede pasar por la pelvis.

- Hay problemas con el cordón umbilical o la placenta.

- La madre o el bebé tienen un problema de salud tal que el parto vaginal no se recomienda.

- El bebé no va bien durante el parto.

Muchas mujeres pueden tener un parto vaginal después de una operación cesárea. Si la cicatriz está a lo ancho del abdomen, no de arriba abajo, esto es posible. A medida que el parto progresa, el profesional que te atiende va a saber si el nacimiento vaginal irá bien.

Parto prematuro

Un bebé que nace antes de las 37 semanas es prematuro. Esto pasa en uno de cada 14 nacimientos. Los gemelos y los nacimientos múltiples generalmente se adelantan. (Lee la página 86.)

La mayor preocupación es que el bebé (o los bebés) no se haya desarrollado suficiente para vivir fuera de la matriz. Un bebé prematuro necesita mucha atención después del parto. Hoy en día, sin embargo, muchos bebés prematuros, muy pequeños al nacer, han crecido hasta ser personas normales y sanas.

Bebés de poco peso

Algunos bebés que nacen después de las 37 semanas son más pequeños que lo usual, menos de 5 libras y media (2 kilos y medio). Estos bebés pueden ser pequeños porque tienen otros problemas de salud. Frecuentemente necesitan atención especial. Igualmente, con buena atención, la mayoría crecen hasta ser personas sanas.

¡Bienvenida a tu nuevo bebé!

Después del duro esfuerzo de las contracciones y los empujones, tu nuevo bebé viene al mundo.

Al nacer, tu bebé se puede ver extraño. Estará mojado, y su piel tendrá un color azul púrpura. Puede estar cubierto con una sustancia blanca con manchas de sangre. En el primer momento, puede parecer sin vida, pero después de su primera respiración tal vez empiece a llorar. **Por primera vez sus pulmones están tomando aire. La piel comenzará a tomar su color natural.** El doctor o la enfermera partera limpiarán la sustancia mucosa de su nariz y boca para que pueda respirar mejor.

El **cordón umbilical** es arrollado y cortado. Esto separa al bebé de tu cuerpo. Tu compañero de parto tal vez quiera cortarlo. Cortar el cordón no le hace daño al bebé.

La salud general del bebé se revisa rápidamente un minuto y cinco minutos después del nacimiento. El doctor o la enfermera-partera revisarán los latidos del corazón, la respiración, los músculos, los reflejos del cuerpo, y el color de la piel. Se le da un **"puntaje Apgar"** entre 1 y 10 (10 es el puntaje más alto). Tal vez quieres anotar el puntaje en la página siguiente, para recordarlo.

Es importante que se mantenga tibio al bebé. Enseguida lo van a secar y cubrir con una manta. **Luego te lo darán para que lo tengas en tus brazos o lo pondrán debajo de luces tibias. Tal vez puedas darle el pecho ahora.**

Este puede ser un momento muy emocionante. Algunas mujeres pueden sentir inmediatamente un sentimiento de amor abrumador. Otras no pueden creer que el nacimiento ha ocurrido. Otras pueden preocuparse por si podrán cuidar a una persona tan pequeña. Es normal tener uno o todos esos sentimientos a la vez.

Tú o tu compañero tal vez quieran escribir sobre el nacimiento del bebé en la página siguiente. Esto les va a ayudar a recordar este día especial.

El nacimiento de mi bebé

El nombre de mi bebé es _____.

Nació el _____ a las _____.

Peso: _____ libras (_____ kilos)

Largo: _____ pulgadas (_____ centímetros)

Circunferencia de la **cabeza:** _____ pulgadas
(_____ centímetros)

Primera señal del parto: _____

Fecha y hora en que salí para el hospital/maternidad:

_____

El parto duró _____ horas.

Cosas que hice que ayudaron a que el parto fuera bien.

_____

Medicinas que recibí (si me dieron).

_____

Cosas especiales que hizo el médico o enfermera-partera
para que el bebé naciera.

_____

_____

Puntaje Apgar (5 minutos): _____

Cómo me sentí immediatamente después del parto:

_____

Comentarios de mi compañero de parto:

_____

_____

Comentarios de mi médico o la enfermera-partera:

_____

_____

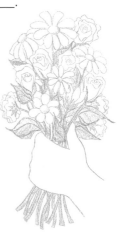

¿Qué sucede después?

Ahora que tu bebé ha nacido, por fin puedes verlo y tenerlo en tus brazos. ¡Qué momento más emocionante! Toma tiempo para tenerle cerca de ti en cuanto acaba de nacer. La mayoría de los recién nacidos están totalmente despiertos durante 1 ó 2 horas después de nacer. Luego, necesitan un largo descanso.

Si planeas darle el pecho, deberías empezar justo después del nacimiento. El calostro de tus pechos será un buen comienzo. Alimenta a tu bebé mientras está despierto. Así tendrás un buen comienzo la primera vez que das el pecho.

Si has tenido un parto vaginal, que no te sorprenda si la cabeza y la nariz de tu bebé tienen una forma rara. Esto sucede porque han sido presionados a través del canal del parto. En un día o dos volverán a su forma natural.

Al poco tiempo del nacimiento, a tu bebé le inyectarán vitamina K para evitar pérdidas de sangre. Para prevenir infecciones, se le pondrá medicamento en los ojos. Los ojos se pueden poner rojos por un día o dos.

La enfermera partera u otras enfermeras del hospital te ayudarán a saber cómo alimentar y cuidar a tu bebé. **Las enfermeras son buenas maestras. Hazles cualquier pregunta que tengas.** Lee también el siguiente capítulo.

La llegada a casa

Si tanto tú como tu bebé están bien, tal vez se los mandará a casa un día o dos después del parto. Si te han hecho una cesárea, estarás más tiempo en el hospital para recuperarte. Si tu bebé es pequeño o había tenido problemas en el parto, tal vez él estará también más tiempo.

La enfermera que va a los hogares puede ser muy útil para los nuevos padres. Si tu hospital o plan de salud no te ofrece este servicio, pregunta si lo tienen.

Tu profesional de salud, el médico de tu bebé o la enfermera, y el hospital o la maternidad, todos tienen gente que te pueden ayudar, día o noche.

Capítulo 8

El cuidado del recién nacido
Desde el nacimiento hasta las 6-8 semanas

¡Tu recién nacido puede hacer cosas maravillosas! Tanto tú como el padre del bebé aprenderán esto observando y escuchando al bebé. **Observa cómo intenta decirte lo que quiere.**

El bebé puede ver tu cara cuando lo tienes en tus brazos cerca de ti, a una distancia de 8 ó 10 pulgadas. Le gusta mirar caras, luces, objetos rojos, y formas de color blanco y negro.

Puede oír sonidos y reconoce tu voz. A los bebés les gusta cómo suena la mamá haciéndole cariños. Les gustan esos sonidos que hacen los adultos cuando hablan como bebés. No te sientas tonta al hablar de esta forma; es natural. Abrázalo contra tu pecho para que pueda oír el latido de tu corazón. El bebé reconoce este sonido desde que estaba en el útero.

Los reflejos del bebé

El recién nacido tiene muchos movimientos y reflejos. Estas reacciones automáticas muestran lo bien que se está desarrollando. Las reacciones desaparecerán más tarde.

- Apretará tu dedo con fuerza.
- Cuando oiga un sonido fuerte se asustará. Sus brazos y piernas se estirarán de repente.
- Si acaricias su mejilla, volverá la cabeza y abrirá la boca.
- Cuando esté boca abajo, moverá los brazos y las piernas como si estuviera gateando.

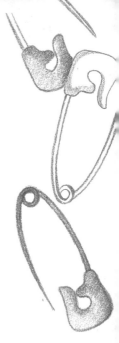

Al tomar a tu hijo en brazos

La cabeza de tu recién nacido es pesada y su cuello es débil, así que pon tu mano o brazo debajo de su cabeza. Puedes sostenerle contra tu hombro, acunarle con un brazo, o tenerle bajo tu brazo.

Nunca sacudas a tu bebé por diversión o por estar enojada. Esto podría dañar seriamente su cuello y cerebro. Los movimientos o balanceos bruscos podrían dañarle también.

Cómo cuidar al bebé con necesidades especiales

¿Tiene tu bebé un problema de nacimiento u otros problemas de salud, tales como bajo peso o nacimiento prematuro? Si es así, necesitará estar en el hopital por un tiempo con especiales cuidados médicos.

Tanto tú como el padre de tu bebé pueden ayudar a cuidarle en el hospital. Tu bebé necesita oír las voces de ustedes y sentir cuando ustedes le tocan. Visítale con frecuencia para saber cómo cuidarle cuando llegue a casa.

Si tu bebé tiene un defecto de nacimiento

Si tu hijo tiene un defecto de nacimiento, podría ser un duro impacto al principio. Cuando los bebés no nacen exactamente del modo esperado, los padres se sienten asustados, tristes y enojados. Estos sentimientos son normales. Estas son algunas maneras de enfrentar la situación:

- Pasa tanto tiempo con tu bebé como sea posible.
- **Habla con el trabajador social del hospital.** Puede ser de gran ayuda. La pareja podría necesitar apoyo de profesionales y otros padres para ayudarles en este momento. El trabajador social puede ponerte en contacto con un grupo de apoyo para padres.
- Pide una segunda opinión si no estás segura del tratamiento que te aconsejan.

Modernos cuidados médicos ayudan a muchos bebés con defectos a llevar una vida sana y feliz. Tu bebé necesitará amor y atención. **Cuidarle puede ser muy duro y muy especial al mismo tiempo.**

El recién nacido y la familia

Disfruta el ser padre por primera vez

Como padre, eres muy importante en la vida de tu bebé. Como hombre, aportas tu habilidad especial para criar a tu hijo.

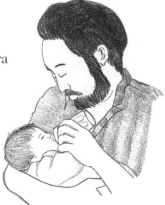

En cuanto nazca tu bebé, toma tiempo para tocarle, abrazarle y hablarle. El bebé aprenderá rápido a reconocer tu voz, olor, y tacto. Cuando esté despierto, tómale en tus brazos, muy cerca de ti y háblale en voz baja.

Busca momentos para cuidar a tu bebé a solas. Aprender a cambiarle los pañales y a bañarle ayudará a que se conozcan. A tu manera, puedes aprender a ser padre.

Tus hijos mayores

Tal vez tus otros hijos no se sientan tan emocionados con el recién nacido como tú. El bebé te tomará la mayor parte del tiempo. **Por un tiempo, tus otros hijos podrían tener algunos problemas para dormir, ir al baño, y problemas de conducta.** Aquí tienes algunos consejos.

- Planca pasar momentos especiales con cada uno de tus hijos todos los días. Hazles saber que les quieres tanto como antes.

- Deja que tus hijos te ayuden con el cuidado del bebé, siempre vigilándoles en todo momento. Tal vez no entiendan que podrían dañar al bebé. Por ejemplo, un niño puede estar ansioso por tener al bebé, pero no saber cómo sostenerle la cabeza de forma apropiada.

- No dejes a tu bebé solo con un niño menor de 10 años. ¡Un bebé es demasiada responsabilidad!

Tu bebé empezará a cambiar enseguida. Mira la última página de este capítulo para ver los cambios que tu bebé tendrá al final de su primer mes.

Importante: cuates o más.

Si has tenido dos o tres bebés, casi seguro tú y tu pareja necesitarán tanta ayuda de la familia y amigos como puedan conseguir. Busca en las Páginas Lilas de este libro los grupos para padres de gemelos. Te pueden dar muchos consejos prácticos.

Comprende a tu bebé

No te preocupes si no sabes todo sobre cuidados del bebé. Aprenderás según tu bebé crece y cambia. Trata a tu bebé con ternura y haz cualquier pregunta que tengas. Mira la página 152 para ver en qué sitios encontrarás ayuda.

Tu bebé recién nacido no puede hablar, pero intenta hacerte saber lo que quiere. Si tú, el padre de tu bebé y otros que le cuidan tratan de entenderle, todos ustedes se llevarán bien. Escucha y observa la cara y cuerpo de tu bebé.

- **Cuando tu bebé está durmiéndose,** cerrará y abrirá los ojos. Moverá sus brazos y piernas despacio y hará sonidos suaves. Su cuerpo puede sacudirse si oye ruidos fuertes.

- **Cuando tu bebé está profundamente dormido,** respira de modo constante y no se despierta fácilmente.

- **A veces duerme menos profundamente.** La respiración será menos regular y se ven los ojos moverse. Tal vez chupe con la boca y mueva sus brazos y piernas despacio.

- **Cuando se está despertando**, quizá no está preparado para comer o jugar. Háblale, acaricia su cuerpo y cámbiale los pañales. Dale tiempo para que se despierte.

- **Cuando está despierto y consciente,** el bebé está muy ocupado descubriendo su nuevo mundo. Te mirará y escuchará tu voz. Un recién nacido puede hacer esto por solo un minuto o dos cada vez. Luego mirará a otro sitio o volverá la cabeza. Eso es señal de que necesita descanso.

- **Si tu bebé está cansado o inquieto**, intentará tranquilizarse él mismo. Una manera de hacerlo es poniendo sus manos en la boca. Dale tiempo para relajarse. Tómale en brazos y acúnale suavemente.

- **Llorar es una forma de pedir ayuda.** Tal vez tenga hambre o dolor. Llorar también puede consolarle si está muy cansado.

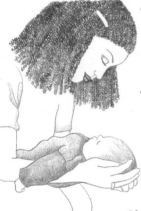

Cuando tu bebé está despierto y alerta, te mirará a la cara con avidez.

Importante: la hora de jugar.

El jugar contigo ayuda a tu bebé a aprender. Tenle muy cerca de tu cara mientras está despierto. Observa cómo alcanza con sus manos tu cara. Quizá intente copiar la expresión de tu cara o hacer sonidos para hablarte.

¿Qué hacer cuando tu bebé llora?

¿Te alteras cuando tu bebé llora? Eso es normal para los nuevos padres. **Pero llorar es para tu bebé una forma natural de decirte algo.** Podría indicar que tiene hambre, que está cansado, mojado, solo, incómodo o enfermo. Pronto, tú y el padre de tu bebé sabrán la diferencia entre el llanto de hambre y el llanto de cansancio.

Muchos bebés tienen momentos incómodos cada día, y con mayor frecuencia en la noche. A esto se le llama cólico. Se sienten mejor después de haber llorado un rato, pero los padres se alteran porque no pueden consolarlos. La mayoría de los bebés dejan de tener cólicos después de los 3 meses de edad.

Abraza y mece al bebé tanto como quiera. El hacer esto no le malcriará.

Maneras de consolar al bebé inquieto:

- Cámbiale los pañales si está mojado o sucio.

- Déjale chupar tu dedo limpio o un chupete.

- Arrópale en una manta para que se sienta seguro.

- Tómale en brazos y acúnalo hasta que se duerma.

- Si ha estado despierto por un rato, podría estar cansado. Quizá necesite llorar por unos minutos en la cuna antes de que pueda dormirse.

- Pon al bebé en un carrito o mochila frontal y paséalo en casa o afuera.

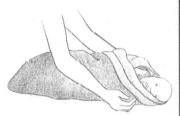

Si se comporta de manera muy diferente a lo normal y no puedes consolarle, fíjate si tiene fiebre u otros síntomas de enfermedad (ver página 146). Si es así, llama al médico o a la enfermera.

Arropa a tu bebé envolviéndole en una manta liviana. Es muy tranquilizador.

Si tu bebé llora con frecuencia y no puedes tranquilizarlo, quizá sea porque **algunos alimentos le podrían estar molestando**. Habla con tu profesional de salud sobre esto. Algunas madres que dan el pecho a sus bebés evitan alimentos tales como cebollas, repollo, o incluso leche. Leche de fórmula hecha sin leche de vaca puede ayudar.

Si el llanto de tu bebé te altera mucho, ponle en su cuna para que llore por un rato corto. De esta manera tendrás tiempo para recuperarte de tu enojo. Si esto sucede con frecuencia, busca una persona adulta en la que puedas confiar para que cuide de tu bebé. Evita tomar alcohol o drogas cuando sientes enojo. Tu bebé no está intentando hacerte enojar.

Lo básico en alimentación

La hora de comer es un momento especial para los padres y el bebé. Es un momento tranquilo y relajante para sentirse más cercano el uno del otro.

Es mejor alimentar al recién nacido cuando tiene hambre, no a horas fijas. (Si tienes cuates deberías alimentarles a ciertas horas.) En general, los recién nacidos que reciben el pecho necesitan alimentarse cada 1 ° - 3 horas. Los que reciben mamadera pueden necesitar alimento cada 3 ó 4 horas.

El apetito del bebé cambiará de semana a semana. A medida que tu bebé crece, necesitará más leche de pecho, fórmula o alimentarse con más frecuencia. Aliméntale cuando muestre señales de hambre.

Normalmente un bebé hambriento hace pequeños sonidos y se chupa la mano. Si lo tienes en tus brazos, volverá la cabeza hacia tu pecho. Si no le das de comer, empezará a llorar con fuerza.

¿Está comiendo tu bebé lo suficiente?

Si se le alimenta cuando tiene hambre, el bebé menor de 4 a 6 meses de edad, debería tener suficiente alimento del pecho o de mamadera. Para asegurarte comprueba que:

- **Tiene al menos 6 pañales mojados** cada 24 horas y el excremento es blando.
- Aumenta de peso después de la primera semana (podría perder algo al principio).
- Se adormece o se calma después de comer o eructar.

Eructar ayuda a sacar el aire

Con frecuencia el bebé necesitará eructar en mitad de la comida o al final. Ponle sobre tu hombro o cruzado en tus rodillas o sobre tu regazo. Dale palmaditas o frota su espalda suavemente. Algo de leche o fórmula podría salir cuando el bebé eructa. Es normal. ¡No olvides usar un babero de más para proteger tu ropa!

Nota: Si tu bebé vomita con fuerza, arrojando líquido a distancia, ¡llama al profesional de salud de tu bebé cuanto antes!

Cómo empezar a dar el pecho

La leche materna es el alimento perfecto para bebés. A la mayoría de los bebés se les puede dar el pecho poco después de nacer. Los primeros días, tus pechos producirán calostro nutritivo. Luego empezarán a producir leche. Dar el pecho podría no "venir de forma natural" al principio. Pero una vez que empieces, puede ser un momento muy feliz. Con ayuda, casi cualquier mujer puede dar el pecho.

Algunas medicinas, drogas y gérmenes pueden pasar al bebé a través de la leche materna. Habla con tu profesional de salud antes de tomar nada.

Cómo sostener a tu bebé mientras le das el pecho:

- Acostada de costado en la cama. Tu bebé descansa en el colchón o en el ángulo de tu codo.
- Sentada en un sofá, sostén el bebé en el ángulo de tu brazo. Pon una almohada bajo tu codo y descánsalo sobre el brazo del sofá.
- Sosteniendo el bebé bajo tu brazo con sus pies hacia tu espalda. Esta es la forma más cómoda si te han hecho una cesárea.

La posición del bebé es la clave para dar el pecho correctamente

Hay dos cosas que debes comprobar que te ayudarán a evitar heridas en tus pezones:

- **El estómago del bebé debe estar frente a tu cuerpo.** Si tiene que volver la cabeza para alcanzar el pecho, tirará y retorcerá el pezón.
- **El bebé debe agarrar tanto el pezón como la areola** (la zona oscura alrededor del pezón). La boca del bebé aprieta las glándulas que están dentro de la areola para chupar la leche. Si el bebé chupa sólo el pezón no saldrá leche.

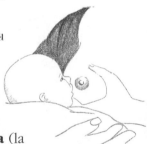

Agárrate el pecho con los dedos por debajo del pezón y el pulgar por arriba del pezón. Ayuda al bebé a que agarre el pezón y la areola con la boca.

Tres pasos que ayudarán al bebé a chupar el pezón correctamente:

1. Sosténle de manera que su pancita está frente a la tuya.
2. Ten el pecho con la mano y con el pezón tócale el labio de abajo.
3. Cuando abra la boca completamente, acércale a tu pecho. Guía el pezón y la areola hacia dentro de su boca. Asegúrate que tiene toda o casi toda la areola en la boca.

Más consejos para dar el pecho

Si das el pecho a tu bebé, asegúrate que comes bien. Necesitarás muchas proteínas, líquidos y calcio. Vuelve a las páginas 34-39 para saber sobre alimentos nutritivos.

- Cuando tus pechos empiezan a producir leche, se congestionarán poniéndose duros y dolorosos. **El dar el pecho tantas veces como sea posible al principio ayudará a evitar o limitar estos problemas.** Si usas ropas que te hacen sentir calor, la leche saldrá más fácilmente. La congestión normalmente dura sólo unos pocos días.

- Tu areola podría llenarse tanto que tu bebé no podría ponérsela en la boca. Saca un poco de leche (apretando el pezón) con la mano para hacerlo más blando. Sóbate el pecho firmemente con los dedos, desde los lados hacia la areola. Luego aprieta y suelta la areola con el pulgar manteniendo los dedos debajo.

- Si el pezón no sobresale, puedes enrollarlo y estirarlo entre tus dedos antes de dar el pecho.

- **Tu pecho produce lo suficiente para satisfacer a tu bebé.** Si el bebé chupa más, el pecho producirá más leche. ¡Producen lo suficiente como para alimentar dos bebés!

  - Cuando alimentes a tu bebé, cambia de pecho después de 10 minutos o cuando el bebé empieza a chupar más despacio. Empieza a dar de mamar del pecho con el que terminaste la última vez.

    - Para que suelte el pezón, pon tu dedo en la orilla de su boca. Esto parará la succión sin lastimar el pezón.

    - Después de dar el pecho, **deja que tus pezones se sequen con el aire.** Esto ayudará a prevenir dolor.

  - Pregúntale al médico de tu bebé o a la enfermera especialista si tu niño necesita más vitamina D o fluoruro.

Alimentando cuates al mismo tiempo.

Si tienes problemas pide ayuda enseguida

¡Si tienes problemas, pide ayuda enseguida! **No dejes de dar el pecho, ni esperes a que las cosas se pongan peor.** Llama al médico o a la enfermera-partera o al especialista en lactancia.* El grupo llamado "La Leche League" (mira la página 152) puede darte consejos prácticos y apoyo. También puedes comunicarte con este grupo para que te ayuden a seguir dándole el pecho a tu bebé cuando vuelvas a tu trabajo fuera de la casa.

*Especialista en lactancia: La enfermera que se especializa en alimentación de pecho.

Cómo dar la mamadera

Sostén a tu bebé en los brazos contra tu pecho mientras le alimentas. Mírale y háblale dulcemente. **Es muy importante que lo tengas en tus brazos cuando le des la mamadera.** Necesita este momento para sentirse cercano a ti. **No dejes apoyada la mamadera contra la boca del bebé.** Si está solo con la mamadera, se podría sofocar.

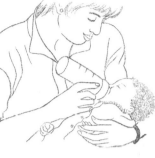

Pon la tetina en la boca del bebé. Levanta la mamadera para que no tenga aire. Algunas mamilas están hechas de forma que se ajustan a la boca del bebé. Pregunta a tu profesional de salud qué tipo sugiere.

Tener a tu bebé en tus brazos le ayuda a sentir que le quieres. Deberías alimentarle acostado en tus brazos, no poniéndolo de plano.

Consejos sobre cómo dar la mamadera

- Usa fórmula con hierro a menos que el profesional de salud de tu bebé te diga lo contrario. La leche de vaca no es sana para bebés menores de un año.

- Si tienes que diluir la fórmula, cuando estés lista para alimentarle, mézclala con agua tibia. Sigue las instrucciones del paquete. Asegúrate que la mides correctamente. Si la fórmula está muy diluida o muy espesa, podría afectar el crecimiento de tu bebé.

- Si el agua viene de un pozo u otra fuente privada, podría no estar suficientemente limpia para el recién nacido. **Si no estás segura cómo limpiar el agua, utiliza agua hervida (y enfriada) o agua embotellada para tu bebé.** El agua que viene de las tuberías de plomo de edificios viejos, también puede ser dañina.

- La fórmula debe estar a la temperatura de la piel. Compruébalo, dejando caer unas gotas en la parte interior de tu muñeca. Debería gotear lentamente.

- Cuando el bebé es recién nacido, mezcla solamente unas pocas onzas en la botella cada vez. No obligues al bebé a que se termine todo. **Siempre tira lo que no se use.**

- Utiliza una mamadera recién preparada cada vez que lo alimentes. Si necesitas calentarla, pon la mamadera en una olla de agua caliente por unos minutos. **Nunca calientes la mamadera en el horno de microondas.** La fórmula podría calentarse demasiado y quemar al bebé, incluso aunque la mamadera parezca que no está tan caliente.

La vuelta a casa: Ajustando el cinturón de tu bebé

Ponle el cinturón de seguridad a tu bebé en su primer viaje en auto, volviendo desde el hospital a casa. Empieza con una buena costumbre por la seguridad de tu bebé. **Un asiento de seguridad para tu bebé puede salvarle la vida. Pero únicamente funciona si lo usas correctamente y en todo momento.**

Si todavía no tienes un asiento de auto, mira la página 91. Quizá podrías alquilar uno en donde vives.

Cómo usar correctamente el asiento de auto

- Sigue las instrucciones que vienen con el asiento de seguridad de autos.
- Coloca el arnés sobre los hombros del bebé. Ajusta las bandas de manera que no puedas deslizar más que un dedo por debajo. Si el arnés tiene ajustador, ponlo a la altura de la axila.

El bebé debe colocarse mirando hacia la parte de atrás del vehículo. Enrolla toallas a ambos lados para mantenerle cómodo.

- Coloca el asiento de auto mirando hacia la parte trasera del vehículo. **Si el vehículo tiene bolsa de aire* para el asiento del pasajero, coloca a tu bebé en el asiento trasero mirando hacia la parte de atrás del vehículo.** Si el bebé está en el asiento delantero y la bolsa se infla en un accidente, podría dañarlo seriamente e incluso matarlo.
- Haz el respaldo del asiento para atrás para que no se le vaya la cabecita para en frente a tu bebé.
- **Revisa el manual de tu vehículo** para información sobre bolsas de aire y uso del cinturón de seguridad.
- Abrocha el cinturón de seguridad y ajústalo para que sea cómodo. Muchas clases de cinturones tienen diferentes maneras de ajustarse y abrocharse.

*Bolsa de aire: Un aparato de seguridad que cuando ocurre un accidente se infla protegiendo a los adultos. La bolsa de aire está situada en el lado derecho del tablero. **Mira el manual del auto.**

Otros consejos en el uso del asiento de auto para el bebé

- Ponle a tu bebé un pijama con pantaloncitos. Esto permite que las bandas del arnés vayan entre las piernas.
- Si hace frío, sienta al bebé y ajusta las bandas de forma cómoda. Después ponle una manta por encima de las bandas. Las mantas que se envuelven bajo las bandas hacen que el arnés no se ajuste.
- **Pon mantas enrolladas o pañales a ambos lados del cuerpo del bebé.** (Mira el dibujo.) Así no se moverá mucho. Si el bebé es muy pequeño, ponle una toalla pequeña debajo de la correa de la entrepierna.

Cuando el bebé mueve el vientre

Lo que entra, tiene que salir. A pesar de que puede ser un poco desagradable, cada padre debe enfrentarse a la limpieza del trasero del bebé.

¿Cómo son los excrementos* del recién nacido? No te sorprendas las primeras veces que mueve el vientre. Son meconium* espesos y negros. Los siguientes serán verdosos. Después ya serán amarillos.

El aspecto de los excrementos de tu bebé dependerá de si tú le diste fórmula o el pecho.

- **La leche materna** hace el excremento blando y de color amarillo pálido, parecido a la mostaza con grumos. En las primeras semanas, el bebé podría mover el vientre entre 8 y 10 veces al día. Posteriomente, una vez cada día o cada pocos días es lo normal.

- **La fórmula** hace el excremento más firme (no más que la crema de cacahuates) y de color amarillo o moreno. El bebé, casi siempre, moverá el vientre una o dos veces al día.

Si el excremento se pone duro y seco, es porque el bebé podría necesitar más líquido. Si está enfermo, pierde líquido debido al sudor y a los vómitos. Habla con el médico o la enfermera especialista de tu bebé.

*Excremento:
Palabra que significa lo mismo que mover el vientre.

*Meconium:
Material que elimina el bebé al mover el vientre las primeras veces.

La limpieza de los genitales

Siempre limpia los genitales* del bebé desde adelante (lo más cerca del estómago) hacia atrás. De esta manera los gérmenes de los excrementos no irán a la abertura de los genitales. Utiliza una bola limpia de algodón o la parte limpia de la toallita cada vez que lo laves. Si tu bebé varón no ha sido circuncidado, no intentes jalar la piel del prepucio hacia abajo para limpiarle.

Siempre limpia las nalguitas de tu bebé de adelante hacia atrás.

Cuidado del pene del bebé varón circuncidado:

- Si tu bebé ha sido circuncidado, lávale el pene con mucho cuidado cada vez que le cambies los pañales. Échale gotas de agua tibia sobre el pene con cuidado.

- Pregunta a tu médico o enfermera especialista si necesitas ponerle pomada en la circuncisión. Asegúrate de que los pañales no estén apretados. Acuesta al bebé de un lado o sobre la espalda hasta que se haya curado. La herida tardará unos 10 días en curarse.

*Los genitales:
El pene en los varones y la vulva y la uretra en las niñas, por donde sale la orina.

Cómo mantener limpio al bebé

Prevenir irritación del pañal

*Irritación del pañal:
Enrojecimiento o pequeños granitos en la zona de la piel cubierta por el pañal.

Es fácil prevenir la irritación* del pañal si:

- Cambias el pañal del bebé cada vez que mueve el vientre y siempre que esté mojado.
- Te aseguras de que lavas la zona con una toallita suave y húmeda, y lo secas antes de ponerle otro pañal.
- **Deja sus nalguitas al descubierto durante un rato cada día.** Acuéstale boca abajo encima de un pañal mientras juega. El aire ayudará a prevenir irritaciones.
  - Si tu bebé está irritado, cámbiale los pañales más a menudo. Cuando le cambies los pañales, ponle pomada en las partes irritadas.

Cuidados de la herida del cordón umbilical

*Alcohol Isopropílico:
Una clase de alcohol que se utiliza para limpiar heridas, no para beber. También se la llama alcohol de frotar.

Limpia la herida y la zona húmeda de la base con alcohol isopropílico*. Hazlo 2 ó 3 veces al día. Mantén la herida seca y descubierta doblando la parte superior del pañal hacia abajo. El sobrante del cordón se desprenderá por sí mismo entre 7 y 14 días. **Nunca intentes jalarlo.** Llama al médico de tu bebé si la piel de alrededor se enrojece.

Prepararse para el baño

Antes de empezar a bañar al bebé, alista todas las cosas que necesitarás. Ten a mano una toallita, jabón suave, varias toallas, ropa y pañales limpios. Así es más fácil que si estuvieras mojada y con jabón. **Siempre sujeta al bebé mientras está en el agua. Podría ahogarse de forma rápida y silenciosa.**

Importante: cuidado de un pene no circuncidado.

Si el bebé no ha sido circuncidado, no intentes jalar el prepucio (la piel que cubre el pene) hacia abajo. Simplemente lava el pene. El prepucio no se estira hasta después de los 3 años de edad.

Bañar a tu bebé

Si mantienes limpio el cordón umbilical, los genitales y la cara de tu bebé, lo único que necesitará es un baño cada pocos días. Hasta que el cordón no se haya desprendido, lo mejor es que le des un "baño de esponja" al recién nacido. De esta manera el cordón no se mojará en el agua del baño. Si el bebé ha sido circuncidado, lávalo con una esponja de baño hasta que el pene se haya curado.

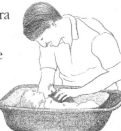

Empieza a bañarle en una palangana después de que el cordón se haya desprendido.

Dale a tu bebé un baño de esponja en una superficie plana (un mostrador, una mesa o cl suelo) en una habitación templada. Primero alista todas las cosas que necesites. Ten a tu alcance 2 palanganas de agua tibia, una de agua con jabón y otra de agua limpia. Luego ponle sobre una toalla limpia. Usa una toallita para limpiar, enjuagar y secar una parte del cuerpo por vez. **Siempre sosténle con una mano para que no se caiga.**

Una vez que el cordón se ha curado, lava al bebé en una palangana o bañera con solamente 2 ó 3 pulgadas de agua tibia (no caliente). Prueba el agua con tu codo. Sostén a tu bebé con tu brazo por debajo de la cabeza y los hombros. **Nunca le dejes solo en el baño - ¡Ni siquiera un momento!**

Vestirlo para adentro y para afuera

A menos que sea muy pequeño, **un recién nacido necesita llevar solamente un poco más de ropa que tú. Adentro o afuera, añádele más ropa de la que tú te pondrías.** En las primeras semanas, sería mejor que no saques al bebé si el tiempo es muy frío o muy caluroso.

Demasiadas mantas gruesas hacen que tu bebé tenga mucho calor. A menos que tu bebé tenga poco peso (menos de 4 libras) o esté afuera cuando hace frío, tal vez no necesita que se le cubra con mantas gruesas.

Tu bebé necesitará un gorro cuando salga. Cuando hace frío, los bebés pierden mucho calor por la cabeza. Cuando hace calor, un gorro con visera le protegerá la cara del sol. **La piel del bebé puede quemarse fácilmente con el sol,** así que manténle en la sombra o ligeramente cubierto cuando sea necesario.

Duermen los padres, duerme el bebé

Intenta echarte una siesta siempre que tu bebé esté durmiendo. ¡Necesitarás dormir! Olvídate de todas las cosas que hay que hacer en la casa.

El sueño del bebé

Muchos recién nacidos duermen la mayor parte del tiempo. A muchos padres les gusta que el bebé duerma con ellos durante los primeros meses.

El recién nacido tendrá períodos de sueño profundo, tranquilo y ligero. Mientras está durmiendo ligeramente, quizá mueva los brazos y las piernas y haga ruidos en voz baja. Cuando está durmiendo profundamente, los ruidos comunes de la casa no le molestarán. No hace falta que hagas todo en silencio.

Cuando tu bebé esté cansado, te lo hará saber. Se pondrá intranquilo, se dará la vuelta y no prestará atención al juego. Los ojos se le empezarán a cerrar. Esto te dice que debes acunarle para que se duerma o cuidadosamente ponerle en su cuna.

Síndrome de Muerte Repentina del Bebé (SIDS)*

No se sabe bien cómo prevenir el SIDS. Se sabe que ciertas cosas ayudan a disminuir el riesgo de que el SIDS ocurra:

- **El bebé que duerme sobre la espalda en un colchón firme.**
- Alimentación de pecho
- La madre no fuma, y no hay gente que fume cerca del bebé.

Un bebé que duerma boca arriba tiene la mitad del riesgo de SIDS comparado con dormir boca abajo. Algunos padres temen que un bebé acostado boca arriba pueda atorarse y ahogarse. No se ha demostrado que eso sea verdad en bebés sanos.

No pongas en la cuna colchas o almohadas de material suave, o animales de peluche. Si el bebé pone la cara contra ropas o juguetes de materiales suaves, esto le podría bloquear la entrada de aire a la nariz o a la boca.

*Síndrome de Muerte Repentina del Bebé:
También llamada SIDS o muerte de cuna. Muerte misteriosa de los bebés (generalmente entre el 1 y 6 mes) mientras duermen.

Hogar saludable, hogar seguro

Lugares seguros para tu bebé

Los bebés necesitan lugares seguros para dormir y jugar. En el caso de un recién nacido, lugares donde no pueda caerse. Una cuna o la mesa para cambiar los pañales, con barras o apoyaderas, le mantendrán seguro. El suelo es un lugar seguro para jugar. Ponle boca abajo sobre una manta limpia, para que mueva los brazos y las piernas.

Siempre que lo cambies, bañes o vistas sobre la mesa, cama o mostrador, **ten su cuerpo con una mano para que no se caiga.** Antes de empezar, alista todas las cosas que necesites para que cuando las utilices las tengas a tu alcance.

El humo del cigarrillo puede dañar al bebé

Fumar cerca del bebé puede causarle problemas de salud. Podría resfriarse más o tener infecciones de oído, y lo más probable es que padezca asma o neumonía. Además, el humo aumenta el riesgo del SIDS. Evita fumar donde el bebé se encuentre. Si tienes visitas que fuman, pídeles que lo hagan afuera.

Evitar quemaduras

La piel de tu bebé es muy fina y se puede quemar o escaldar fácilmente.

- No tengas al bebé y una bebida caliente al mismo tiempo. Si se derrama podría escaldar al bebé.
- Cuando prepares el agua del baño, pruébala con el codo para comprobar que está tibia.
- Reduce la temperatura del calentador a 120 grados. Así te aseguras que nunca saldrá agua hirviendo de la llave.

Los detectores de humo salvan muchas vidas

Los detectores de humo en la casa son importantes para la seguridad de toda la familia. Debiera haber por lo menos uno en cada piso, especialmente cerca de los cuartos. Cambia las pilas al menos una vez al año. El cumpleaños de tu bebé es un buen día para cambiarlas. También revisa cada mes la alarma de los detectores.

Cuidando la salud de tu bebé

La atención médica

Después del parto, el médico o la enfermera especialista chequearán que tu bebé esté bien. En la mayoría de los lugares, el médico volverá a mirar al bebé una semana después de llegar a casa. **En el primer año, el médico o enfermera te pedirá que le traigas 4 ó 5 veces para un examen de buena salud.**

Preguntas sobre salud y cuidados del bebé

Para hablar con el doctor

Con frecuencia, es difícil recordar todas las cosas que quieres preguntar. Anota las preguntas cuando te acuerdes de ellas. Lleva contigo la lista cuando vas a la cita.

También es bueno que anotes las respuestas cuando hables con el médico o enfermera de tu bebé. Esto te ayudará a recordar los detalles más tarde.

Análisis de sangre y vacunas

A tu bebé se le harán análisis de sangre para detectar diferentes defectos de nacimiento. Se le hace antes de que salga del hospital o de la maternidad. En muchos estados, a los bebés se les hace un segundo análisis de sangre a los 7 - 14 días. **Si el profesional que atiende a tu bebé te pide que le lleves para un segundo análisis, es importante que lo hagas.** El segundo análisis podría descubrir problemas que no se encontraron en el primero.

Estos análisis son para descubrir enfermedades poco comunes pero que podrían causar problemas de salud o mentales para el resto de la vida. **Descubrirlas y tratarlas a tiempo puede prevenir o reducir estos problemas en gran medida.**

Normalmente la primera vacuna* que se le pone a un recién nacido en el hospital, es contra la Hepatitis B. Luego se le darán más vacunas en los exámenes de buena salud.

*Vacuna: Suero que crea anticuerpos en la sangre del bebé. Los anticuerpos luchan contra ciertas enfermedades. La mayoría de las vacunas se dan con inyección, pero la vacuna de la polio se da en la boca.

Importante: el peso del bebé.

Es normal para un recién nacido el perder un poco de peso justo después del parto. El bebé debería empezar a aumentar de peso de nuevo en una semana.

El examen de buena salud

¿Por qué tu bebé necesita ir a ver al médico o a la enfermera especialista si no está enfermo? El examen de buena salud le ayudará a mantenerse sano. **El médico o la enfermera podrían encontrarle problemas que tú no ves.** La atención médica a tiempo puede evitar problemas serios. Además, en esos exámenes también le darán a tu bebé otras vacunas.

Busca la página 150 (la última página del capítulo) para anotar la primera revisión de tu bebé y las vacunas.

En cada examen, el médico o la enfermera pesarán al bebé, y medirán su altura y tamaño de la cabeza. También mirarán los oídos, ojos, boca, pulmones, corazón, abdomen, genitales, caderas, piernas y reflejos del bebé.

Si tienes preguntas, apúntalas antes de ir, así no las olvidarás.

Preguntas _____

_____

Las vacunas

Las vacunas protegen a los bebés contra enfermedades peligrosas. Aquí están las 6 vacunas* y el número de dosis que tu bebé necesitará

*Vacuna: El líquido que se da para inmunizar a una persona. La mayoría se dan con inyección. Algunas vacunas dan protección contra más de una enfermedad.

- **Hep B** protege contra la hepatitis B (infección seria del hígado): tres dosis antes de los 18 meses.

- **DTP** protege contra la difteria, tétano y pertusis (tos ferina): cuatro dosis antes de los 18 meses, una entre los 4 y los 6 años.

- **Polio** protege contra la polio (llamada parálisis infantil): 3 dosis antes de los 18 meses, una entre los 4 y los 6 años.

- **Hib** (o HBCV) previene contra la Influenza Hemofilus b (que puede causar enfermedades del cerebro): dos dosis antes de los 15 meses (algunas veces se combina con la vacuna DTP).

- **MMR** protege contra el sarampión, las paperas y la rubéola (sarampión alemán): una dosis antes de los 18 meses, una durante los años escolares.

- **Varicela** protege contra la varicela (es la vacuna más reciente): Una dosis antes de los 18 meses. No todos los profesionales les dan esta vacuna a todos los niños.

Las vacunas: regalos de salud

¿Por qué los bebés las necesitan?

Es importante proteger al bebé entre los 15 y 18 meses. Muchas de las enfermedades son más peligrosas para los bebés y niños pequeños . Si tu bebé necesita un cuidado médico especial, las vacunas se las darán a intervalos diferentes.

Las enfermedades que las vacunas previenen, se pasan fácilmente de una persona a otra. Antes de que las vacunas se descubrieran, las enfermedades mataban o incapacitaban a mucha gente. Hoy, estas enfermedades son mucho menos comunes porque la gente ha sido vacunada. Sin embargo, brotes de sarampión y tos ferina han ocurrido recientemente en los Estados Unidos. Esto ha ocurrido porque no todos los niños han sido vacunados.

Más sobre las vacunas

Después de algunas vacunas, tu bebé podría estar intranquilo y tener un poco de fiebre por unos días. Si la fiebre sube más de 103 grados, llama al médico o a la enfermera especialista.

Es muy raro que una vacuna le produzca reacciones severas al bebé. **Si el bebé no se pone todas las vacunas, corre un riesgo mucho más grande de contraer enfermedades graves.**

Cada vacuna debe ser administrada en más de una dosis para dar protección completa. Algunas se las darán otra vez cuando sea mayor, o durante la edad adulta.

Si a tu bebé se le pasa un examen de buena salud, es importante ir pronto para que lo vacunen. Las vacunas se pueden administrar incluso cuando el bebé tiene una enfermedad ligera como un resfriado.

Guarda la tarjeta de las vacunas. Tu profesional de salud o el estado te la pueden dar. En la tarjeta se apuntan todas las vacunas que tu bebé ha tenido. Esta información será importante para la guardería, la escuela y en la vida adulta.

Importante: los ejercicios del bebé.

Cuando tu bebé está despierto durante el día, ponle boca abajo para que juegue. Observa cómo estira las piernas, intenta levantar la cabeza, y mueve los brazos.

El cuidado del bebé enfermo

Antes de llamar al médico

- Toma la temperatura del bebé si crees que tiene fiebre. Anota cuánto es, cómo se la tomaste, y a qué hora.

- Anota lo que te preocupa. El color, el llanto, el excremento o cualquier cosa poco usual que haya ocurrido (como vomitar).

- Ten papel y lápiz preparado cuando llames. Así podrás apuntar lo que la enfermera te diga.

- Llama al profesional de salud, clínica o a la enfermera de consulta*. El médico o la enfermera también te darán ideas sobre cosas que puedes hacer en casa para ayudar a tu bebé a sentirse mejor. Si es necesario, te pedirán que lleves al bebé al consultorio.

Para hablar con el doctor

*La enfermera de consulta: La enfermera que aconseja cuando no puedes comunicarte con tu profesional de salud.

Cómo tomar la temperatura de tu bebé

La fiebre es un síntoma de enfermedad. No puedes medir la temperatura simplemente tocándole la frente. Aprende cómo utilizar el termómetro. Así podrás decirle al médico o la enfermera especialista exactamente cuánta fiebre tiene.

Tu bebé es demasiado pequeño para ponerse el termómetro en la boca. Le puedes medir la temperatura en la axila, el recto, o con un aparato especial, en el oído. Pregúntale al médico cuál es la mejor forma de tomarle la temperatura.

A muchos padres, la axila les resulta el sitio más fácil para medir la temperatura del bebé. Pon la punta del termómetro en la axila. Tenle el brazo contra el cuerpo durante cinco minutos mientras le abrazas.

Abraza al bebé enfermo mientras el termómetro está bajo su axila.

La sala de emergencias

Lleva a tu bebé a la sala de emergencias únicamente por razones importantes, como accidentes o enfermedades graves. Intenta llamar primero a tu profesional de salud. **El médico o enfermera especializada que conocen al bebé pueden darle el mejor cuidado cuando esté enfermo.**

Señales de advertencia

¿Cuándo llamar al médico o a la enfermera especialista?

Llámales si pasa alguna de estas cosas:

- Temperatura por debajo de los 97.8F (36.6C) o sobre los 100.4F (38C), si no está demasiado abrigado.

- Vómito como un chorro a una distancia de 2 ó 3 pies, o vómitos continuados por más de 6 horas. (Algunas veces un eructo normal podría ser forzado.)

- El estómago se siente hinchado y tenso.

- Diarrea verde y aguada (más de dos veces en un día), o si el bebé produce excrementos más de 8 veces en 24 horas.

- El bebé no ha mojado pañales en 12 horas.

- Ha rechazado alimento 2 veces seguidas.

- Flujo o sangrado por cualquier abertura (excepto de la vagina de una bebé en la primera semana).

- Tos o ahogo al tomar leche (excepto si la leche materna o la fórmula salen demasiado rápido).

- Más llanto del normal o gritos agudos.

- Piel azulada (excepto las manos y los pies del bebé cuando están fríos, o la cara cuando llora muy fuerte).

*Ictericia:
Un tinte amarillo en la piel que está relacionado con el hígado del recién nacido.

- Ictericia*, color amarillento de la piel. Es común en la primera semana después del parto, o en la segunda o tercera semana si le estás dando el pecho. Lo más grave es las primeras 24 horas.

- El bebé no puede dormir, se mueve muy poco, y su cuerpo se siente flojo.

- Problemas al respirar, ya sea respiración rápida (más de 60 respiraciones por minuto), respiración pesada, o no respiración por más de 15 segundos.

- Pus y una zona roja e infectada alrededor del cordón o del pene circuncidado.

Llama si notas que la conducta o el aspecto del bebé no es normal. Pronto aprenderás qué es normal en él. Si estás preocupada, siempre es mejor que hables con el profesional que atiende a tu bebé.

Cuídate tú misma

Durante los primeros días o a las pocas semanas después del parto, necesitarás mucho descanso y tiempo para conocer a tu bebé. Deja que otros hagan las tareas de la casa, o si no, ¡olvídalas!

Qué es lo que puedes esperar:

- **Flujo amarronado o rosado** saldrá de tu vagina durante unas pocas semanas. Usa compresas, nunca tampones. Si eres muy activa, podría cambiar de nuevo a un rojo vivo. Si sangras mucho o si el flujo huele mal, llama a tu médico o a la enfermera partera.

- **La matriz rápidamente se hará más pequeña**. Reducirás peso también. Utiliza el "apretón Kegel" y el "arqueo pélvico" (página 78) para ponerte en forma.

- **Si has tenido una episiotomía o rasgado,** es probable que te duela el perineo. Baños calientes y compresas mojadas en Witch Hazel pueden calmarlo. Mantén la zona limpia. Cambia las toallas sanitarias con frecuencia.

- **¿Tienes miedo de que se te abran los puntos cuando mueves el vientre?** Presiona los puntos con papel de baño mientras empujas. Comiendo frutas frescas, verduras y ciruelas el excremento se ablanda. Bebe unos 10 vasos de agua al día.

- **Si tienes problemas al orinar bebe mucha agua.** También puede ayudar derramar agua tibia sobre tu vulva cuando estás sentada en el baño. Si aún así no puedes orinar, habla con el médico o la enfermera partera.

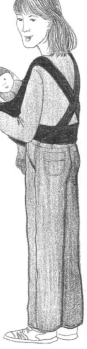

Cuando salgas con tu bebé, llévalo con una mochila frontal.

Come y haz ejercicio para estar sana

Tú puedes ayudar a que tu cuerpo se cure. Continúa los hábitos alimenticios sanos que empezaste en el embarazo. (Mira la página 36.) Caminar es un buen ejercicio para empezar.

Come bien para dar el pecho

Mientras das el pecho, necesitas comer alimentos sanos. Come mucha carne, pescado, frijoles, leche y queso ya que te proporcionarán muchas proteínas y calcio.

Más sobre ser una madre sana

Evita el alcohol y otras drogas

El ser mamá puede ser duro, pero el alcohol, tabaco y otras drogas lo pueden hacer más duro todavía. Todas estas cosas dañan tu salud. También pueden hacerte más duro el afrontar las tareas difíciles de ser madre.

Si estás dando el pecho, estas drogas pueden dañar el cerebro y el crecimiento del bebé. La leche materna puede llevar el alcohol, la nicotina y otras drogas a tu bebé.

Tu bebé también respira el humo del tabaco que puede darle problemas de salud. Los bebés de fumadores tienen más resfriados, infecciones de oído, y mayor riesgo de SIDS.

Tus propios chequeos

Deberías visitar al médico o enfermera especialista al menos una vez antes de que se cumplan las seis semanas después del parto. Querrá revisar cómo tu cuerpo se va recuperando y te ayudará a decidir qué tipo de anticonceptivo es mejor para ti. Llámale si tienes alguna preocupación sobre tu salud.

Planea con tiempo tu próximo bebé

Algunas mujeres se quedan embarazadas muy pronto después del parto. La mayoría ni lo planearon. **Planear tu familia significa mirar hacia el futuro y decidir lo que tú y tu compañero quieren.** Pregúntense cuántos niños quieren tener. ¿Cuándo querrás otro bebé?

Es importante saber...

- **Podrías quedar embarazada antes de que tu período menstrual empiece otra vez.** Dar el pecho no previene el embarazo.

- Espera por lo menos 18 meses para tener otro bebé. Esto le da tiempo a tu cuerpo para fortalecerse de nuevo después del parto. También ayuda a que tus bebés sean más sanos.

- Hay muchos tipos de anticonceptivos que te ayudarán a planear tu familia fácilmente y con cuidado.

Tus sentimientos después del parto

¿Te sientes triste o con altibajos?

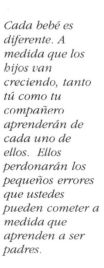

Muchas mujeres se sienten deprimidas durante una semana o dos después del parto. Lloran fácilmente, se enojan por cosas pequeñas, o tienen problemas para dormir o comer. Esto es normal y generalmente desaparece en pocas semanas.

Estos sentimientos podrían venir por los cambios de hormonas después del parto. Tal vez no duermes lo suficiente. Tal vez has descubierto que ser madre es mucho más trabajoso y menos divertido de lo que habías pensado.

Ser madre podría parecer duro en ocasiones, incluso aunque estás conociendo y queriendo a tu bebé. Cuando te sientas decaída, díselo a tu compañero, parientes y amigos. No tengas problema en decir que quieres pasar tiempo con tu bebé a solas si has tenido demasiadas visitas.

Si te sientes deprimida por más de 2 semanas, habla con un profesional de salud o un terapeuta. Observa si tienes los siguientes síntomas:

- Problemas para dormir.
- Falta de apetito.
- Lloras con frecuencia y te preocupas por todo.
- No te interesa cuidar de tu bebé.

Nota: Si empiezas a tener pensamientos extraños acerca de lastimarte o lastimar a tu bebé, ¡pide ayuda inmediatamente!

¡No hay padres perfectos!

¿Estás tú o tu compañero preocupado pensando en que pueden hacer algo mal? Ustedes no tienen que saber todas las respuestas. Hay libros y videos que les pueden informar. También se sentirán mejor a medida que tengan más experiencia.

Tú y tu familia pueden informarse a través de amigos, parientes, vecinos, centros de salud, y muchas organizaciones. Hay grupos de padres, profesionales de lactancia materna, y grupos de juego. **Recuerda, cada comunidad tiene recursos para ayudar a los padres a criar hijos felices y sanos. ¡Ustedes no tienen por qué hacerlo solos!**

Cada bebé es diferente. A medida que los hijos van creciendo, tanto tú como tu compañero aprenderán de cada uno de ellos. Ellos perdonarán los pequeños errores que ustedes pueden cometer a medida que aprenden a ser padres.

149

Las primeras 6-8 semanas de tu bebé

Análisis del recién nacido

___ primer análisis de sangre--tal vez antes de regresar a casa.

___ segundo análisis de sangre (si es requerido por el estado) en la segunda semana.

Comentarios: _____

Exámenes de buena salud

La frecuencia de los exámenes dependerá de la salud de tu bebé y del profesional de salud o del plan del seguro.

Primer examen   (fecha)_____

Edad del bebé _____ semanas; Peso _____ lb. o _____ grms.

Tamaño _____" o _____ cm;

 Tamaño de la cabeza _____" o _____ cm

Comentarios:_____

Fecha y hora del próximo examen: _____

Primeras vacunas   Fechas

Consigue una tarjeta de vacunas y guárdala en lugar seguro.

Hep B: la primera entre el nacimiento y los 2 meses   _____

DTP: la primera a los 2 meses   _____

Polio: la primera a los 2 meses   _____

Hib: la primera a los 2 meses   _____

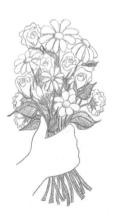

Momentos importantes del mes

Al final del primer mes, la mayoría de los bebés son capaces de:

1. Volverse hacia los sonidos.
2. Mirarte la cara según la mueves de lado a lado.
3. Mover la cabeza de lado a lado mientras está acostado boca abajo.
4. Sonreír de vez en cuando.

Cada bebé aprende a su propio ritmo. Si piensas que tu bebé se está desarrollando demasiado despacio, habla con el profesional de salud.

Las páginas lilas

Cómo encontrar ayuda cuando se necesita

Esta parte del libro es un poco como las "Páginas amarillas" del libro telefónico. Aquí encontrarás:

- **Listas de organizaciones** que prestan ayuda en tu comunidad.
- **Otros libros** que te podrán dar más detalle sobre el embarazo y el cuidado prenatal.
- **Números de teléfonos** a donde puedes llamar para información.
- Una lista de **palabras importantes** relacionadas con la atención prenatal y el parto.
- Un **índice** para encontrar las distintas partes del libro.

En la tapa de atrás hay un lugar para una fotografía de ti con tu nuevo bebé. Estoy contenta de que has completado tu embarazo, y te deseo éxito como madre. Espero que este libro te haya ayudado.

Como autora, **me gustaría saber cualquier idea que tengas sobre cómo mejorar este libro.** Si tienes sugerencias, escríbeme a The Willapa Bay Company, 5223 NE 187th Street, Lake Forest Park, WA 98155-4345.

Si quieres comprar un libro para una amiga o familiar, llama a nuestra oficina, al 1-800-403-1424.

Cómo encontrar apoyo en la zona donde vives

Tal vez ya conozcas los grupos mencionados aquí. Otros pueden ser nuevos para ti. Todos tienen servicios útiles para mujeres embarazadas y nuevos padres.

Muchas de estas organizaciones tienen locales en muchas ciudades y pueblos. Encontrarás sus números telefónicos y direcciones, en las páginas amarillas o blancas del directorio telefónico. Mira las listas de organizaciones bajo los títulos "Health" (Salud), "Education" (Educación) o "Government" (Gobierno). También puedes localizarlas llamando al Departamento de Salud Pública o hablando con la trabajadora social del hospital.

Recuerda que en no todos los lugares habrá personas que puedan hablar español. ¡Sé paciente!

American Red Cross (Cruz Roja):
Clases sobre precauciones y salud.

ASPO/Lamaze - American Society for Psychoprophylaxis in Obstetrics (Sociedad Americana de Psicoprofilaxis Obstétrica):
Clases en el método Lamaze de preparación para el parto.

Iglesias y centros religiosos:
Programas de apoyo para padres.

Crisis Hotline (líneas telefónicas para problemas críticos):
Información y apoyo para personas que están muy enojadas o tristes, y también para mujeres que sufren abusos.

Community Clinics or Community Health Centers (Clínicas comunitarias o Centros Comunitarios de Salud):
Atención médica prenatal y para niños.

Community Colleges (Colegios de la Comunidad):
Educación para padres.

Community information line (línea de información comunitaria):
Un teléfono para conexión con los servicios locales, que existe en muchas ciudades y condados.

County Public Health Department (Departamento de Salud Pública):
Atención prenatal y de niños, y educación para la salud.

Hospitales locales:
Clases de preparación para el parto y clases para padres.

Compañía de seguro de salud:
Tu plan médico puede tener información telefónica sobre salud o embarazos.

Tu plan de salud:
La compañía del plan de salud o la HMO (Health Maintenance Organization) puede tener una línea de información sobre servicios.

ICEA (International Childbirth Education Association):
Clases de preparación para el parto y para padres.

La Leche League:
Información para madres que dan el pecho a sus bebés.

March of Dimes:
Educación prenatal e información sobre defectos de nacimiento.

Más ayuda...

Mental Health Center (Centro de Salud Mental):

Apoyo y consejería para personas que tienen problemas de diferentes tipos.

Padres de gemelos:

Apoyo para familias con gemelos o mellizos múltiples.

Grupos de apoyo para padres:

Son grupos donde los padres y madres comparten sus problemas y se ayudan mutuamente con consejos. Hay grupos para nuevos padres, y grupos para padres de niños discapacitados.

Planned Parenthood:

(Planificación Familiar) Información y ayuda con métodos de control y planificación familiar. También atención médica para mujeres.

Public Library (Biblioteca Pública):

Muchas tienen una sección en español. Libros, folletos, videos, avisos de programas educativos de salud.

Enfermera escolar:

Si asistes a la escuela, la enfermera puede ayudarte en diferentes maneras.

Women, Infants and Children Program (WIC):

(Programa para Mujeres, Bebés y Niños). Es un servicio del gobierno que ofrece educación y alimentos sanos a mujeres embarazadas, mujeres que dan el pecho, bebés y niños.

Números útiles

Abuso de niños:

Línea nacional de abuso de niños.
1-800-422-4453

Educación para el parto:

ASPO/Lamaze
1-800-368-4404
ICEA
1-612-854-8660.

Violencia doméstica:

Hay líneas estatales o locales de centros para crisis familiares.

Abuso de drogas:

Línea del Instituto Nacional de Abuso de Drogas.
1-800-622-4357

Planificación Familiar (Planned Parenthood):

Un sistema especial que te conecta con la clínica más cercana a donde vives.
1-800-230-7526

Seguridad de muebles y juguetes para niños:

Línea de la Comisión de Seguridad en Productos.
1-800-638-2772

Seguridad de asientos de auto para niños:

Auto Safety Hotline
1-800-424-9393
SafetyBeltSafe U.S.A.
1-800-747-SANO

Otros libros

Este libro te da la información básica que cada mujer necesita saber durante el embarazo. Tal vez quieras leer otros libros con mayores detalles. Estos son algunos libros que puedes encontrar en una biblioteca o en una librería. Las librerías de Planned Parenthood también tienen muchos libros y panfletos útiles.

Cuidado prenatal

La jornada de tu embarazo y el nacimiento de tu bebé
Jeanne Warren Lindsay, and Jean Brunelli, PHN, 1993. (También en inglés: **Teens Parenting: Your Pregnancy & Newborn Journey**.)

Joven y embarazada: un libro para usted
Ginny Brinkley and Sherry Sampson, 1992. (También en inglés: **Young and Pregnant–A Book For You**.)

Libros en Inglés

A Child is Born
Lennart Nilson.

Planning for Pregnancy, Birth and Beyond
American College of Obstetrics and Gynecology, 1990.

Pregnancy, Childbirth and the Newborn
Penny Simkin, Janet Whallcy, and Ann Keppler, 1991.

The Healthy Baby Book - A Parent's Guide to Preventing Birth Defects and Other Long-Term Medical Problems Before, During, and After Pregnancy
Carolyn Reuben, 1992.

Cuidado del bebé

Usted y su Nuevo Bebé
Ginny Brinkley and Sherry Sampson, 1991. (También en inglés: **You and Your New Baby: A Book for Young Mothers**.)

Libros en Inglés

Breastfeeding Today - A Mother's Companion
Candace Woessner, Judith Lauwers, Barbara Bernard, 1991.

Caring for Your Baby and Young Child
American Academy of Pediatrics, Steven P. Shelov, MD, Editor, 1991.

Dr. Spock's Baby and Child Care
Benjamin Spock, MD and Michael B. Rothenberg, MD, 1992.

Teens Parenting - Your Baby's First Year
Jeanne Warren Lidnsay, 1991.

The First Twelve Months of Life
Frank Caplan.

The Parents' Guide to Baby and Child Medical Care
Terril H. Hart, MD, 1991.

Palabras Importantes

Abdomen: La parte del cuerpo que está entre las costillas y las piernas. Contiene el estómago, la matriz y otros órganos.

Aborto: Terminación de un embarazo. Puede ocurrir en forma natural. Si lo hace un médico, se llama "aborto provocado."

Aborto natural: Cuando un bebé nace demasiado pequeño para vivir. O un bebé que se enfermó seriamente dentro de la matriz. También se llama "malparto."

Acidez o agruras: Una sensación quemante en el pecho, causada por ácidos del estómago que suben hacia la garganta. También se llama"ardor estomacal."

Alimentos nutritivos: Comidas que son buenas para la salud.

Amamantar: Otra palabra usada para "dar el pecho."

Amniocentesis: Análisis del líquido dentro de la bolsa de aguas. Mostrará ciertas cosas sobre la salud del bebé.

Anestesia: Medicina que adormece partes del cuerpo para no sentir dolor. La anestesia general hace que la persona duerma durante la operación.

Ano: La parte del cuerpo por donde salen los excrementos.

Anticuerpos: Células que produce el cuerpo para luchar contra las enfermedades. En el bebé, los primeros anticuerpos vienen del calostro y la leche producidos por la madre.

Areola: La parte oscura alrededor del pezón.

Asiento de seguridad del bebé: Asiento de auto para bebés o niños. Sirve para protegerlos de golpes o heridas en un accidente.

Aspirina: Medicina que se puede comprar sin receta médica. Reduce el dolor y baja la fiebre. Con los niños es mejor usar las medicinas para dolor y fiebre que no contienen aspirina.

Bolsa de aguas: La bolsa donde el bebé crece dentro de la matriz.

Bolsa de aire: Un dispositivo de seguridad para el asiento delantero de los autos, escondido en el tablero, y que se infla rápidamente si hay un choque.

Calcio: Mineral en ciertos alimentos que fortifica los dientes y los huesos.

Calmantes sin aspirina: Son mejores para los niños cuando tienen dolor o fiebre. Una marca común es "Tylenol."

Caloría: Energía contenida en los alimentos. Algunos alimentos tienen más calorías que otros.

Calostro: Líquido amarillento que sale de los pechos durante el embarazo y los primeros días después del nacimiento. También llamado "colostro."

Centímetros de dilatación: Medida de cuánto se abre el cuello de la matriz durante el parto.

Cérvix: El cuello o abertura de la matriz. Durante el parto, el bebé es empujado a través del cérvix.

Ciclo: El tiempo que pasa entre cada menstruación.

Circuncisión: Operación para quitar la piel que cubre la punta del pene.

Colocación del útero: La bajada del bebé en la pelvis antes de o durante el parto.

Concepción: Cuando el óvulo de la madre se une con el esperma del padre. Allí comienza el crecimiento del bebé.

155

Condón: Un protector de hule (látex) que se coloca en el pene durante el acto sexual. Ayuda a evitar embarazos y enfermedades sexuales. Debe usarse con espermicida (sustancia que mata el esperma).

Consejería o conferencia genética: Ayuda para personas con problemas de salud que pueden ser pasados a sus hijos.

Contracciones: Cuando los músculos de la matriz se tensionan y se relajan.

Contracciones Braxton Hicks: Contracciones de los músculos de la matriz en los últimos meses del embarazo.

Control de la natalidad: Métodos para evitar el embarazo cuando se tienen relaciones sexuales.

Cordón umbilical: También se le llama "el cordón del ombligo." Es el tubo que conecta la placenta al bebé. Da alimento y oxígeno y elimina los desechos del cuerpo del bebé.

Defecto de nacimiento: Problema del bebé que ocurre antes o durante el nacimiento, que puede tener efectos duraderos.

Defecto genético: Problemas hereditarios que pasan de padres a hijos y de hijos a nietos.

Desarrollo: La forma en que el cuerpo crece y la mente aprende y cambia.

Diabetes de embarazo: Tipo de diabetes que aparece durante el embarazo y que si no se controla puede causar problemas a la madre y al bebé. A la mayoría de las mujeres se les hace un análisis alrededor de la semana 26.

Diarrea: Cuando "se suelta el estómago." Hay que ir al baño más seguido. El excremento sale muy aguado.

Digestión: El sistema que tiene el cuerpo para cambiar las comidas a una forma que puede ser usada.

Dilatación: Cuando el cuello de la matriz se abre para que el bebé pueda nacer.

Desecho: Líquido que sale del cuerpo, como sangre o mucosidad de la vagina. También se dice "descarga" o "flujo."

Drogas: Sustancias que alteran el carácter y la personalidad y le hacen sentirse más calmado o excitado.

Embarazo: El tiempo que toma a un bebé crecer dentro de la matriz.

Embarazo múltiple: Gemelos o mellizos, trillizos o más bebés nacidos al mismo tiempo.

Embrión: Así se llama al bebé no nacido, durante las primeras ocho semanas de su desarrollo.

Encajamiento: La colocación del bebé en la pelvis antes del nacimiento.

Enfermedades transmitidas sexualmente: Se pasan de una persona a otra durante el acto sexual.

Enfermera especialista: Una enfermera con educación especial que hace cosas que normalmente realiza un médico.

Especialista de lactancia: Enfermera con conocimientos especiales sobre cómo dar el pecho.

Estreñimento: Cuando los excrementos son muy duros y no se eliminan regularmente. También se llama **constipación**.

Excrementos: La materia fecal producida al mover el vientre.

Feto: El bebé antes de nacer, desde las 8 semanas hasta las 40 semanas (el tiempo aproximado del nacimiento).

Fibra: Sustancia en los alimentos que ayuda a que los excrementos sean suaves y regulares.

Fórmula: Leche especial para mamadera, hecha muy parecida a la leche de pecho.

Genitales: El pene de un niño y la vulva de una niña.

Hemorroides: Venas en el recto y el ano que se hinchan y causan picazón, comezón y dolor. También se las llama "almorranas."

Hierro: Mineral que hay en algunos alimentos. Ayuda a la sangre, y lleva oxígeno al cuerpo del bebé.

Hormonas: Sustancias que el cuerpo produce. Controlan cómo el cuerpo funciona y siente.

Infección: Llaga o enfermedad causada por gérmenes que dañan al cuerpo.

Líquido amniótico: El contenido del saco amniótico, también llamado "bolsa de aguas" o "fuente de aguas."

Mareo: Malestar en el estómago en la mañana, en los primeros meses del embarazo.

Matriz: La parte del cuerpo donde crece el bebé que aún no ha nacido. Otra palabra: útero.

Medicación: Medicinas que un médico receta o que se compran en la farmacia sin orden escrita.

Médico familiar: Un médico que atiende a personas de todas las edades; también se le llama "médico general" o "médico clínico".

Médula espinal: El nervio principal del cuerpo que va en medio de la columna vertebral, y conecta el cerebro con el resto del cuerpo.

Monitor fetal: Máquina que muestra cómo late el corazón del bebé, y sirve para controlar la salud del feto mientras está dentro de la matriz.

Mucosidad cervical: Sustancia espesa y pegajosa que cubre el cérvix (cuello de la matriz) durante el embarazo.

Nutrientes: Elementos en los alimentos que ayudan a mantenerse saludable.

Obstetra-ginecólogo: Un médico especialista en la salud de mujeres. Un obstétrico se ocupa de atención prenatal y partos. Un ginecólogo se especializa en la matriz y órganos internos de la mujer, pechos y órganos sexuales.

Operación cesárea: Corte que se hace en el abdomen de la mujer para sacar al bebé de la matriz.

Partera: Persona que ayuda en el parto. También se la llama "comadrona."

Partera licenciada: Una partera que ha aprobado un exámen del estado para darle una licencia.

Parto: El esfuerzo que la matriz hace para abrir el cérvix y empujar el bebé a través de la vagina. También se le llama "dar a luz."

Parto invertido: Cuando en el parto salen primero las nalgas del bebé. Es mucho más común que salga primero la cabeza del bebé.

Parto natural: Cuando el bebé nace por la vagina, la vía natural.

Pediatra: Médico que se especializa en niños.

Pelvis: Los huesos de la cadera en que se apoya la matriz. La vagina (canal de nacimiento) pasa por una abertura grande entre estos huesos.

Perineo: La piel y músculos alrededor de la abertura de la vagina.

Período menstrual: La sangre que sale de la vagina cada mes. También se llama "regla."

Período prenatal: Los nueve meses que necesita el bebé para desarrollarse dentro de la madre.

Placenta: El órgano que pasa alimento y oxígeno de la sangre de la madre a la sangre del bebé antes de nacer.

Planificación familiar: El sistema que permite tener los bebés que se desean. Se pueden usar métodos de control para evitar embarazos.

Prematuro: Un bebé nacido antes de tener 37 semanas de crecimiento.

Presión alta durante el embarazo: Si no se recibe tratamiento, puede causar preeclampsia.

Presión arterial: La fuerza de la sangre bombeada por el corazón a todo el cuerpo. "Presión alta" significa que el corazón está trabajando de más.

Profesional médico: Persona preparada para atender a las personas en salud y en enfermedades (médicos, enfermeras, enfermeras-parteras).

Proteína: Sustancia en los alimentos que hace crecer y fortalecer el cuerpo.

Receta médica: Orden para medicinas, escrita por un médico.

Recto: Porción del intestino donde se acumula el excremento.

Saco amniótico: La "bolsa de aguas" en la que crece el bebé dentro de la matriz.

SIDA: Abreviatura de Síndrome de Inmuno-Deficiencia Adquirida. Enfermedad fatal pasada de persona a persona, por medio de sexo o por compartir jeringas. Una madre infectada la puede pasar al bebé antes de nacer.

Síntomas: Cambios en el cuerpo o en la forma cómo la persona se siente (dolor, comezón, cansancio, sangrado). Estos detalles ayudan al médico o enfermera-partera a reconocer los problemas médicos que tengas.

Sistema de apoyo: Las personas que uno tiene a su alrededor para ayudarle en tiempos de necesidad.

Trimestre: Período de tres meses. Los nueve meses de embarazo se dividen en tres trimestres.

Ultrasonido: En una pantalla se puede ver cómo el bebé está creciendo en la matriz. También se le llama "sonograma."

Unidad de terapia intensiva neonatal: La sección del hospital para niños prematuros o que tienen serios problemas médicos.

Utero: La matriz, el órgano donde el bebé se desarrolla.

Vacuna: Sustancia que se da para inmunizar contra una enfermedad.

Vagina: La abertura en el cuerpo de la mujer por donde sale el flujo menstrual, y donde el hombre pone el pene durante el acto sexual. Por allí nace el bebé.

Várices: Venas que se hinchan y se ponen azules, y que causan picazón, comezón y dolor. También se les llama "venas varicosas." Muchas veces aparecen en las piernas durante el embarazo.

Indice: dónde encontrar lo que quieres saber